JN322774

ストレスレスの授業《レッスン》

「ものさし」を変えれば
悩みは悩みではなくなる

清水将平

合同フォレスト

はじめに

「ものさし」を変えれば、あらゆるストレスは一瞬でなくなる!

あなたは新しい職場や新しいグループに、すぐに溶け込めるほうですか?
それとも、なかなか溶け込めないほうですか?
おそらく、多くの人が後者なのではないでしょうか。

気に入られようと変に気を遣いすぎたり、ナメられまいとかまえたりして、メンバーとなじめるまでは気苦労が耐えないことでしょう。
環境が変わるということは、本当に大きなストレスになるものです。

ちなみに、日本人の平均転職回数は2~3回といわれていますが、私はその約6倍に相当する14の職業、職種、職場を経験してきました。

そして、そのたびにゼロから人間関係を構築するのに苦労し、ストレスもたくさん感じてきました。

さらに、ある職場では、過剰なノルマを背負わされ、お客さまからのクレームの嵐に遭《あ》ったことで、うつ状態になってしまったこともありました。

しかし、このような体験をしたかいあってか、いまではストレスをストレスと感じなくなりました。

なぜかというと、「見方や考え方を変える」ことができるようになったからです。

見方や考え方を変えれば、ストレスはストレスではなくなるのです。

たとえば、私たちは仕事で何かトラブルがあったり、嫌な思いをしたりしたとき、ほとんどの人が相手のせいにします。

しかし、私はそうは考えません。

相手とトラブルになったり、相手と衝突したりしたときには、「すべて自分に責任がある」と考えるのです。


そうすれば、相手に対して腹を立てて、イライラすることもなくなります。

つまり、たったそれだけのことで、ストレスは一瞬にしてなくなるのです。


また、自分の不注意で財布を落としたときは、誰のせいにもできず、自分自身に対して怒ったり、落ち込んだりします。


しかし、これも考え方一つで変わります。

極端かもしれませんが、「命まで落とさなくてよかった」と思うこともできます。

「財布を落とす」ということは、注意力が散漫になっているという一種の危険信号なので、事故や病気の前触れかもしれません。

ですから、「財布を落としたことで、けがや病気から逃れることができた」と考えれば、逆にラッキーといえるでしょう。

このように、私たちが感じるストレスは、見方や考え方を変えれば、一瞬で解消してしまうものがほとんどです。

この「見方や考え方」を、私は「ストレスレスのものさし」と呼んでいます。

ものさしの基準はたくさんあります。たとえば、

・他人の責任ではなく、自分の責任として捉える
・相手との接点や共通要素を探す
・ミクロではなく、マクロの視点で見る
・日本の価値観ではなく、世界の価値観で見る
・人生は一度きりと割り切る

などです。

このように、ものさしの基準を変えることで、ストレスの多くはストレスではなくなってしまうのです。

この本は、これまでたった一つのものさしで生きてきた人にとっては、目からウロコが落ちる本かもしれません。

この本で紹介するストレスは「人間の5大ストレス」といわれるものです。
具体的には、次の5つです。
①「仕事のストレス」
②「人間関係のストレス」
③「お金のストレス」
④「健康のストレス」
⑤「夢の実現に対するストレス」

この5つが私たちのストレスのほぼすべてを支配している、といっても過言ではありません。

この本には、この5つのストレスからあなたを解放する、新しいものさしの使い方がたくさん書かれています。


いま、ほとんどの人たちは、幸せの基準として「お金」の量で人生を判断しています。

しかし、「お金」より大切なものはたくさんあります。

たとえば、「時間」は「お金」よりも貴重ですし、「健康」は「時間」よりもさらに貴重です。

また、「家族」や「仲間」など、「お金」というものさし以外の「豊かさの基準」は山ほどあるのです。


さあ、これまで使っていたものさしを捨てて、私と一緒に新しいものさしで世の中を測ってみませんか？

そうすれば、これまでとは違う世界が目の前に広がるに違いありません。

清水将平

CONTENTS

■第2章：【人間関係】「嫌い」というものさしをなくせば、人間関係はうまくいく

■第3章：【お金】給料は「上がる」ものではなく「上げる」もの

■第4章…【健康】健康にいいものを食べるより、不健康なことをやめる

■第5章…【夢の実現】夢はひとりではかなわない

第1章

【仕事】仕事のストレスを抱えないためにはボールをもたないこと

①「自分ができることは相手もできる」と思うのは間違い

「なぜ、うちの子はこんな簡単なこともできないんだろう？」
「こんなことも知らないなんて、社会人としての常識がなさすぎる！」
「こういうときはこうするのが当然じゃないの！」

あなたはこんなことを思ってイライラしたことはありませんか？

しかし、よく考えてみてください。

最初から何でもできる人はいませんし、あなたができることが他人もできるとは限りません。はじめてのことはできないのが当然ですし、一度できたことは次からもできる人ばかりではないのです。

また、人はみんな違う人生を歩んできているので、あなたが学んだことを、他の人も学んでいるとは限りません。

さらにいうと、育った環境によって、性格も、考え方も、価値観も違うわけです。

だから、「人はみんな違って当然」なのです。

それを「人はみんな同じ」という前提で考えるから、自分と違う考え方や価値観の人を受け入れられなかったり、自分と違う行動を取る人に対して腹を立てたりしてしまうのです。

つまり、あなたのイライラやムカムカの原因の多くは、あなた自身にあるということです。

まずはこのことに気付きましょう。

「自分はできる（知っている）から、相手もできる（知っている）はず」「自分はいつもこうするから、相手もこうするのが当たり前」「日本人（社会人）なら、これくらいは常識」といった「自分基準」のものさしは、いますぐ捨ててください。

そうするだけで、あなたのストレスはかなり軽減されることでしょう。

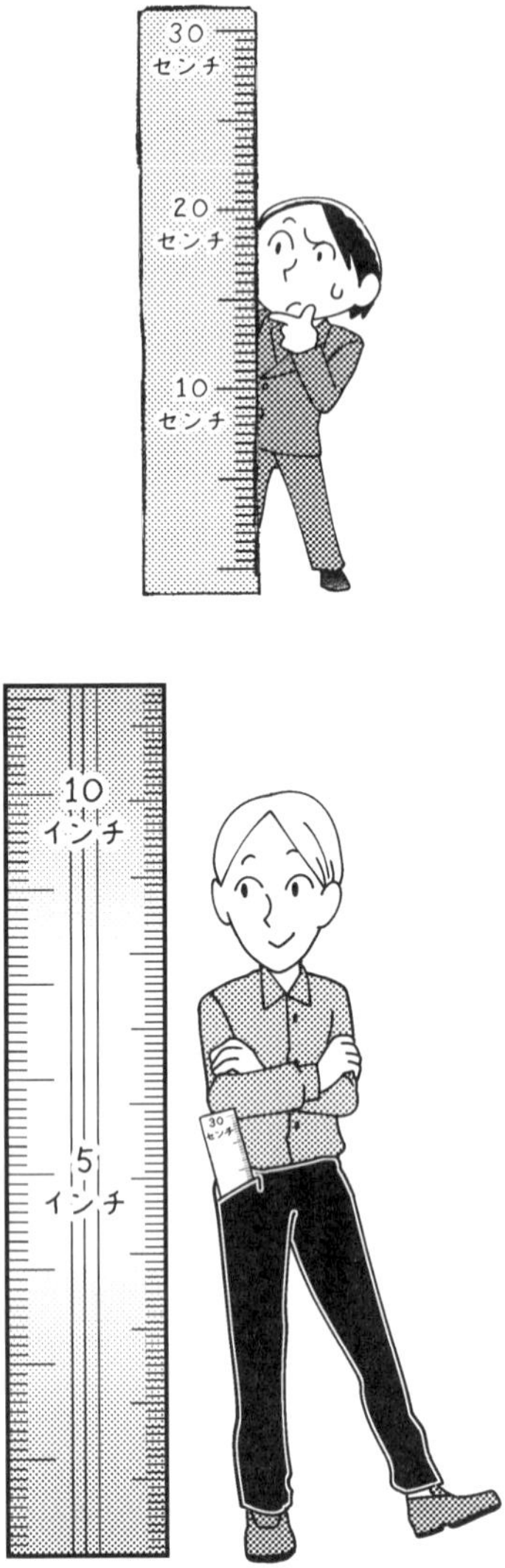

②　ボールをもたなければ、仕事のストレスはなくなる！

ちょっと想像してみてください。

野球のボールやサッカーボールなど、いろいろなボールをたくさん抱えているAさんと、ボールを一つももっていないBさん。

あなたは、どちらが幸せだと思いますか？

ボールをたくさんもっているAさんのほうが、いろいろな遊びができて楽しそうと思う人も多いのではないでしょうか？

でも、一つ一つのボールが、「あなたがやらなきゃいけない仕事」だったとしたら……。

Aさんは「あぁ～、あれもやらなきゃ！　これもやらなきゃ！」と、ストレスがたまって、パニックになりそうですね。

じつは、昔の私がそうでしたし、このような状態の人はたくさんいます。そして、こういう人たちはみんなつらそうにしています。

一方、Bさんは仕事を抱えていないので、ストレスはありません。
そう、ボールをもたなければ（仕事を抱え込まなければ）、ストレスはなくなるのです。

では、どうすれば、ボールをもたなくてすむのでしょうか？

簡単です。
自分のところに飛んできたボールは、どんどん投げ返せばいいだけです。

たとえば、あなたのところにも毎日、仕事の依頼や問い合わせ、アポイントの日程調整など、たくさんのメールが来ると思いますが、それらをため込まず、その場で処理できるものはすぐに返事をすればいいのです。

そうすれば、「返事をし忘れる」ことで起こるトラブルを回避できますし、「相手からボールが帰ってくるまでは忘れていてもいい」という環境に身を置くことができます。

これがストレスを感じなくてすむポイントです。

もちろん、すぐに返事ができない案件もあるでしょう。

そういうときは、「上司に確認してからお返事します」「調べてからお返事します」などととりあえずの返事をしておき、同時にそのメールを自分の携帯のメールアドレスに転送しておくのです。

そうすれば、まだ正式に返事ができていない案件がどれだけあるかをすぐに把握できるので、返事のし忘れ防止につながります。

また、自分の仕事を部下や後輩に振ることで、自分を「ボールをもたない状態」にすることができます。

「自分の仕事は自分ひとりでするもの」「他人の力を借りてはいけない」といったものさし（価値観）の人もいるかもしれませんが、そんなことはありません。

品質と納期に自分が責任をもてば、力を貸してくれる人に頼ってもいいのです。
抱えているボールの数を減らすことで、ストレスも減らすことができるのです。

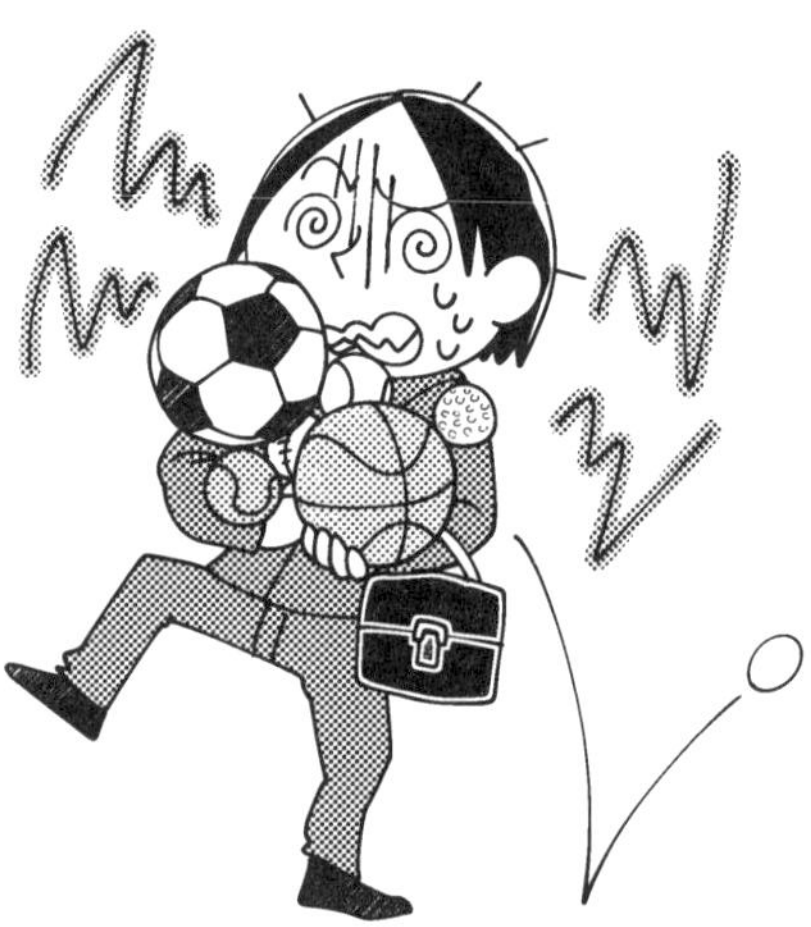

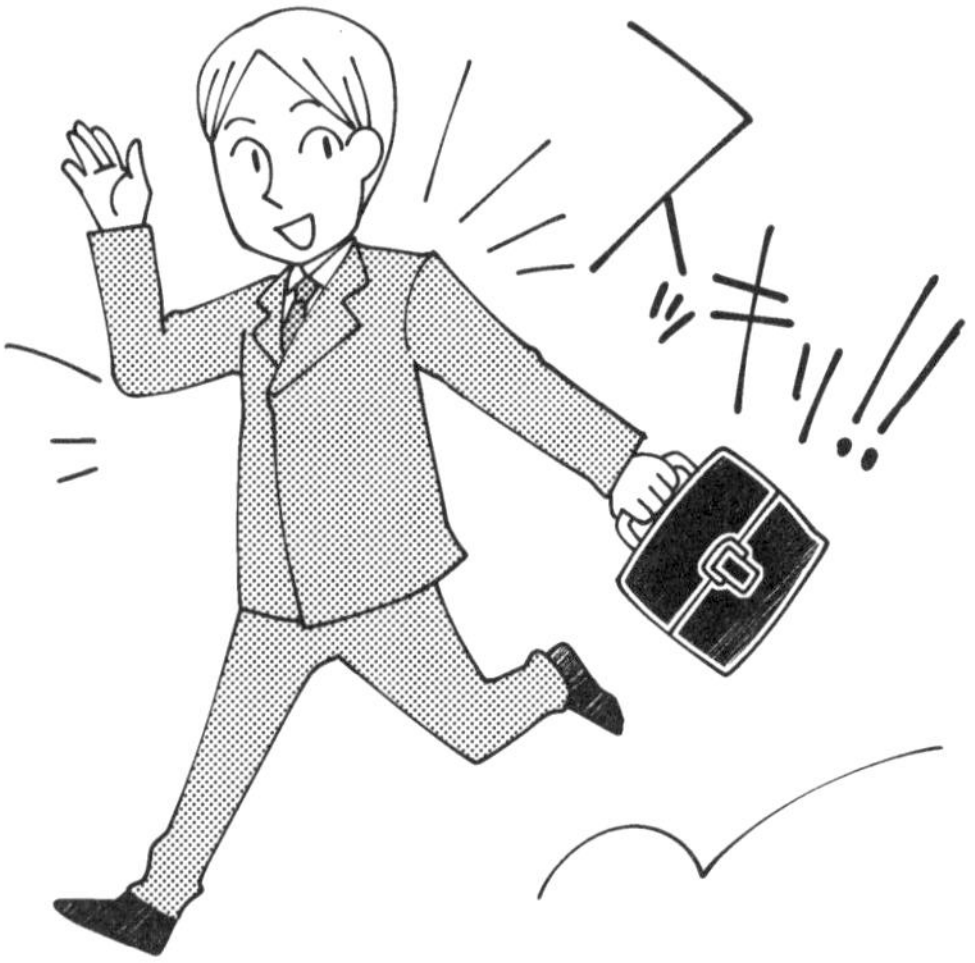

③「メールの返事はメールで」は単なる思い込み

いまやメールがなければ仕事にならないという人も多いと思います。

一昔前なら電話でやりとりしていたことも、いまではメールでやりとりすることが多くなりました。

そのせいか、「メールの返事はメールでしなければいけない」と思っている人も多いようです。


しかし、それは単なる思い込みです。

電話で返事をしてもいいし、ＦＡＸでも、手紙でもかまいません。状況に応じて、最適なものを選択すればいいのです。


あなたのところにサッカーボールが転がってきたからといって、そのサッカーボールを

④ 相手のせいではなく、すべて自分のせいだと考えてみる

「上司が最悪だから会社に行きたくない」
「給料が安くてやってられない」
「お客さんがうっかりしていて、アポイントをすっぽかされた」

こんなことでストレスをため込んでいる人も多いのではないでしょうか。
じつは、以前の私もそうだったのですが、講演会で「ある言葉」を聞いてから、ストレスを感じなくてすむようになったのです。

その言葉というのは、GMOペイメントゲートウェイの相浦一成社長が言った「自責は自責、他責も自責」という言葉。要するに、「すべての結果の原因は自分にあると考える」ということです。

面白くないことや、うまくいかないことがあると、すぐに人のせいにする人がいます。冒頭の例でいえば、「会社に行きたくないのは上司のせい」「給料が安いのは、会社のせい」「アポイントをすっぽかしたお客さんが悪い」といった具合です。

しかし、人のせいにしたところで、何も変わりませんし、何の問題解決にもなりません。自分の力ではどうしようもないことは、受け入れるしかないのです。

「あの上司さえいなければ……」「もっと給料を上げてくれたら……」とグチってみたところで、自分ではどうしようもないわけで、自分がコントロールできないことをコントロールしようとするから、ストレスが生まれるのです。

しかし、「すべての結果の原因は自分にある」と考えれば、ストレスは生まれません。たとえば、「会社に行きたくない」といっても、その会社に入ることを決めたのは自分だし、「給料が安い」といっても、その仕事を選んだのは自分なのですから。

ここで自分を責めてしまうと、自己嫌悪に陥ってしまって、一瞬ストレスを感じるかもしれません。

しかし、「自分を責める」のではなく、「自分に原因がある」という前提に立った上で、「じゃあ、どうすれば現状を変えられるのか？」「現状を変えるために自分は何ができるのか？」という発想をすれば、問題解決に向けて脳が動き出すのです。

人のせいにしている限り、脳は動き出しませんので、この違いは大きいといえるでしょう。

「でも、アポイントをすっぽかすのは、どう考えても相手が悪いでしょ。だから、自分に原因はないのでは？」と思った人もいると思います。

確かに、そのとおりです。

しかし、自分が約束の前日にリマインドメールを送っておけば、相手は約束を忘れることはなかったかもしれませんよね。そう考えると、それをしなかった自分にも原因はあると、いえなくもないわけです。

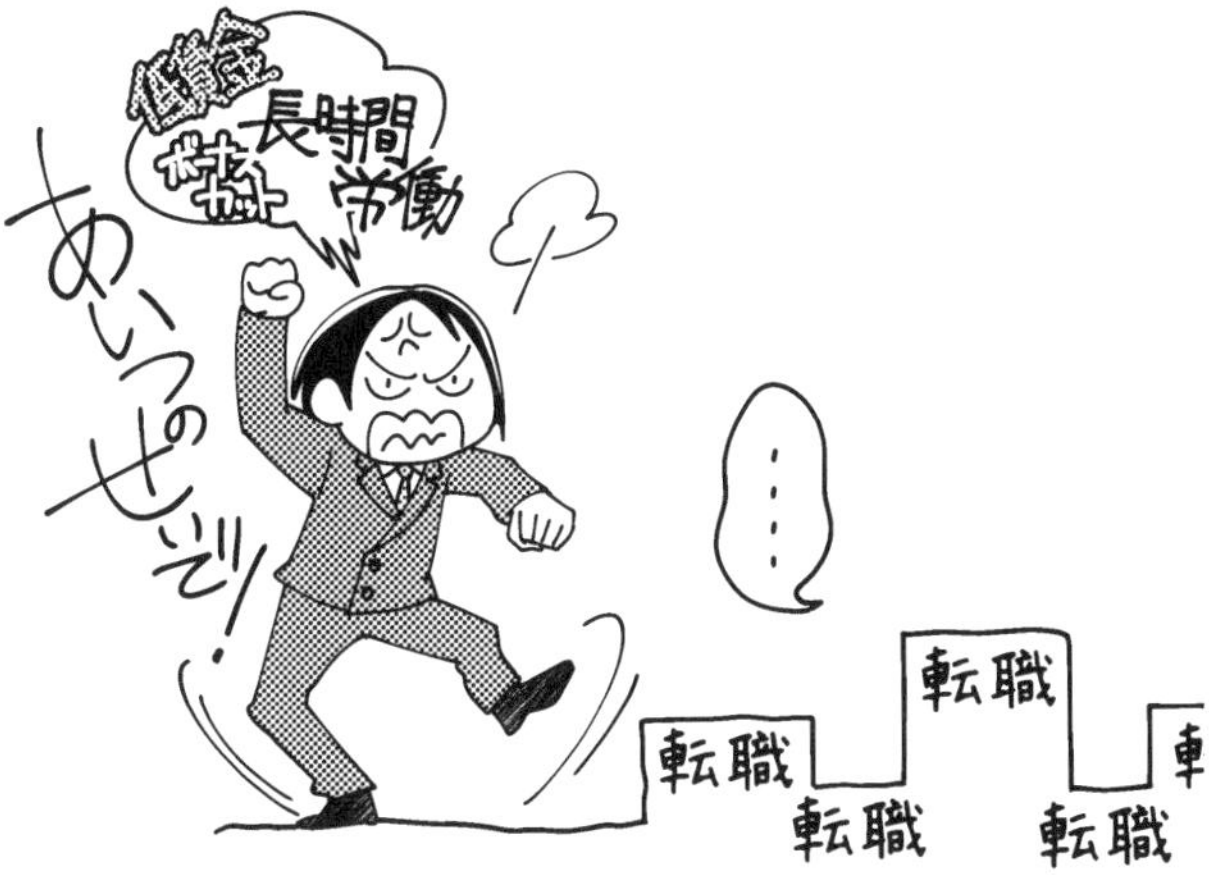
長時間労働
ボーナスカット
あいつのせいぞ!
…
転職
転職
転職
転職
転職

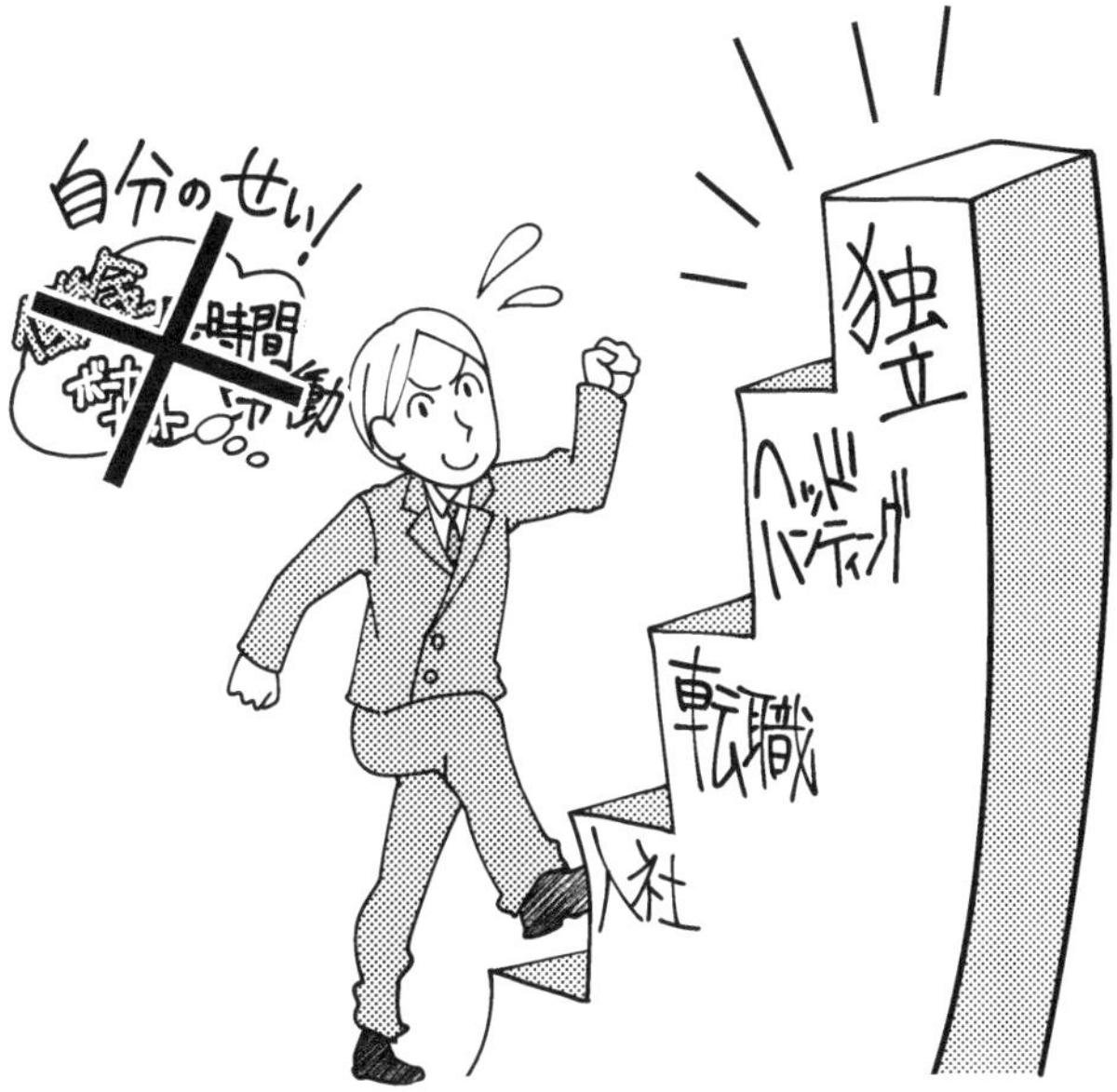
自分のせい!
独立
ヘッドハンティング
転職
入社

ただし、ここで誤解しないでほしいのは、「そうしなかった自分が悪い」と自分を責めることが目的ではないということです。

「自分にも原因があるのではないか？」という前提で考えることで、「じゃあ、そうならないためには、自分は何をしたらよかったんだろう？」と、シミュレーションをしてみることが重要だということです。


いま、自分の目の前で起こっていることの原因はすべて自分にあると考えることは、ストレスを感じなくてすむようになるだけでなく、自分の取るべき選択肢が増えていくということにもなります。

つまり、この先同じようなトラブルが発生したときに、それを解決するための選択肢が増えるということです。

この選択肢を増やしていくことが、成長するということであり、それはそのまま人生が好転していくことに直結しているのです。

ぜひ試してみてください。

⑤ 何を言うかより、誰が言うかが大事！

「上司が自分の企画を全然採用してくれない」

「お客さんが自分の提案する商品を買ってくれない」

このように自分の企画やプレゼンがなかなか通らなくて、ストレスを感じたことはありませんか？

おそらく誰でも一度や二度は経験があるのではないかと思います。


でも、そのストレスをなくすことは簡単です。

ちょっと想像してみてください。

ソフトバンクの孫正義社長が「これからはスマホの時代だ」と言っているのと、中華料理屋の店主の孫さんが「これからはスマホの時代だ」と言っているのを聞いて、あなたはどちらが信用できますか？

間違いなく、ソフトバンクの孫正義社長のほうが信用できますよね。

つまり、同じことを言うのでも、誰が言っているのかによって、受け取る側の意識が変わるということ。何を言うかではなく、誰が言うかがすごく大事だということです。

じつは、私も以前はそのことを知らなくて、自分では完璧なプレゼン資料をつくっているつもりなのに、どうして上司やお客さんは採用してくれないのだろうと、ずっと不満に思っていました。

しかし、「同じことを言うのでも、誰が言うかが重要だ」ということに気付いてからは、採用されないことにイライラしている暇があったら、信用される人間になるために自分の実力を上げようと考えるようになりました。

また、別の部署の上司と仲よくなって、その上司に口添えしてもらうといった社内営業もするようになりました。

さらに、お客さんのところに商談に行くときには、上司にも同行してもらうといったことも実践しました。

こうして自分の信用度を上げていったのです。

前にも書きましたが、自分の企画やプレゼンが通らないのを、上司やお客さんのせいにしても、ストレスがたまるだけで何の問題解決にもなりません。

しかし、「何を言うかより、誰が言うかが大事だ」ということが分かっていれば、ストレスの原因を解決することができるようになります。

解決の方法を知っているだけで、ずいぶんストレスは軽減されますので、覚えておいてください。

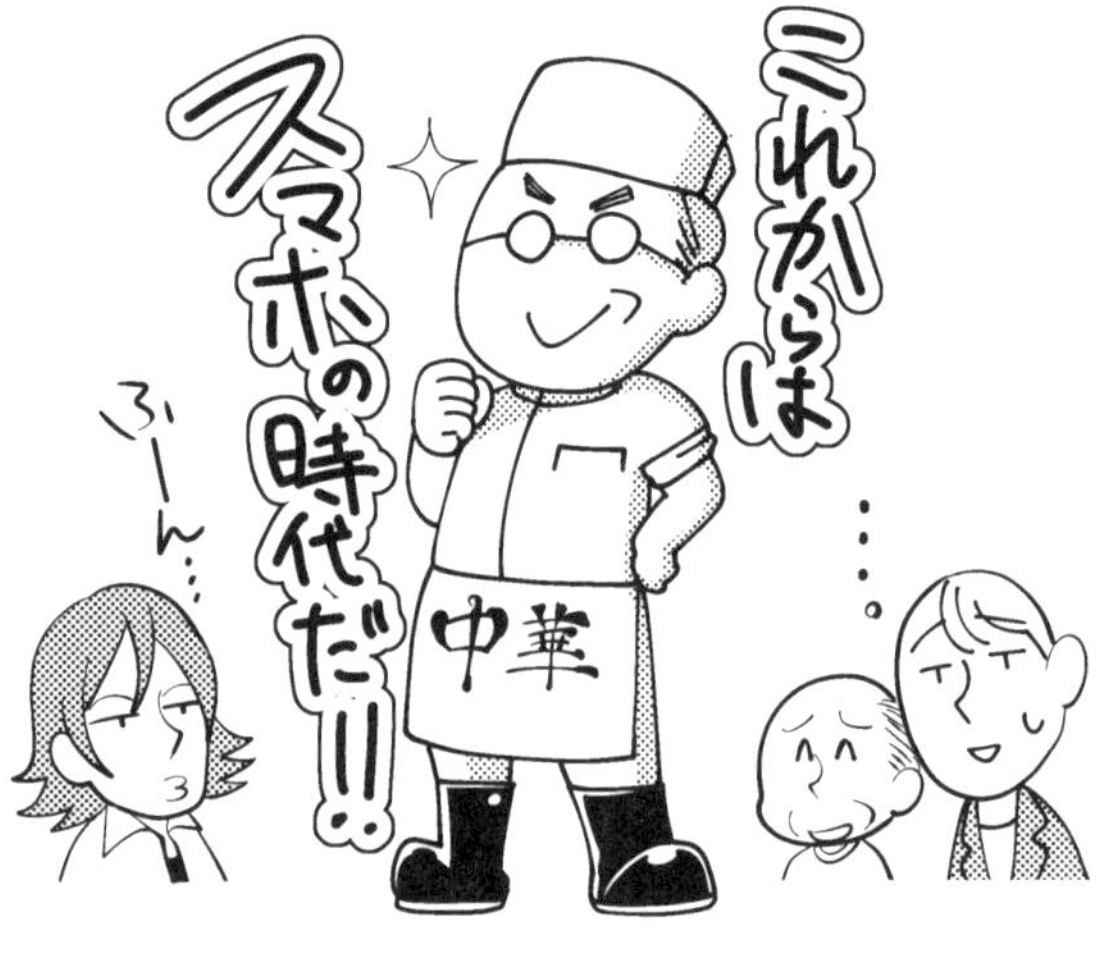

これからは
スマホの時代だ!!
中華
ふーん…
…。

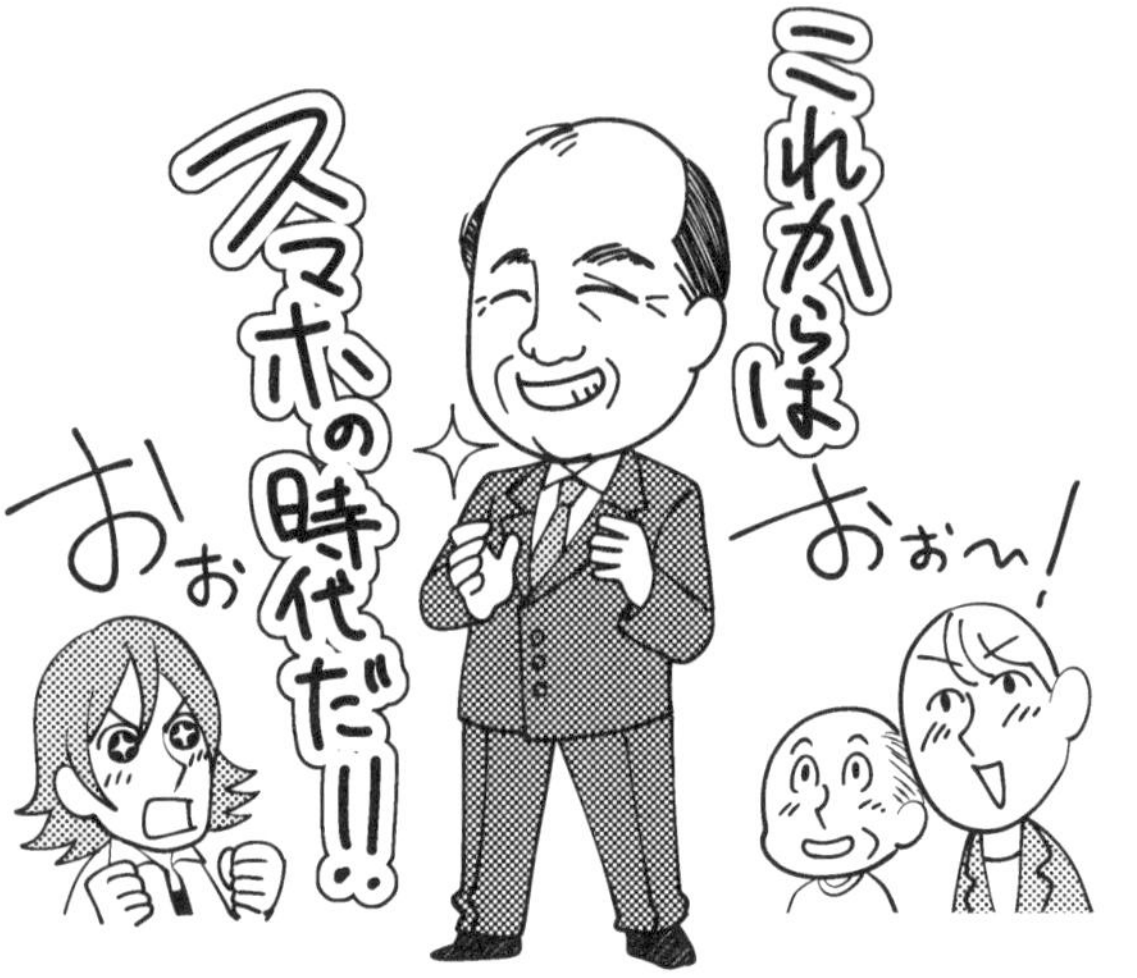

これからは
スマホの時代だ!!
おぉ
おぉ～!

⑥「マスト」という口癖を「ウォント」に変える

上司から「この資料を郵便局で出しておいてくれる？」と頼まれた場合、あなたは次のＡＢのうち、どちらの返答をするでしょうか？

Ａ：「今日中に行かないとダメですか？」
Ｂ：「今日中に行ったほうがいいですか？」

いま、Ａと答えた人は要注意です。

なぜなら、「〇〇しなければいけない（ｍｕｓｔ）」という言葉を使っている人は、ストレスがたまりやすいからです。

また、他人にストレスを与えている可能性もあります。

やることがたくさんあって「あれもしなければいけない。これもしなければいけない」と言っている人が、ストレスを感じていることは、容易に想像できるでしょう。

でも、「今日中に行かないとダメですか?」と聞き返すことは、別に相手にストレスを与えることにはならないのではないか、と思った人もいるかもしれません。


よく考えてみてください。

もし、あなたが上司の立場だとして、部下から「今日中に行かないとダメですか?」と言われたら、どう感じますか?

「こいつ、嫌なのかな? 郵便局に行きたくないのかな?」と思ってしまいますよね。

あなたにそんな気はなくて、無意識に口癖のように言っていたとしても、多くの上司はこのように感じてしまうのです。


これは上司にとってはストレスです。そして、上司が感じたそのストレスは、原因をつくったあなたのところに必ず返ってきます。

あなたから「今日中に行かないとダメですか?」と言われた上司は、ムカッとして「当たり前だろ！」と声を荒げることになり、それをまともに受けたあなたはストレスを感じてしまうことになるのです。

したがって、現在、口癖のように無意識に「〇〇しなければいけないんですか？」と言っている人は、要注意です。

では、どう言い換えればいいのか？

・「〇〇しなければいけないんですか？」→「〇〇したほうがいいですか？」
・「〇〇しなきゃいけない」→「〇〇したほうがいい」「〇〇したい」

このように「マスト（ｍｕｓｔ）＝〇〇しなければいけない」を「ウォント（ｗａｎｔ）＝〇〇したい（〇〇したほうがいい）」に、あなたの意識的な選択に言い換えることで、あなたの上司のストレスも、あなたのストレスも、大きく軽減されることになるのです。

同様に、「でも」が口癖の人がいますが、「でも」を「そうですね」という言葉に置き換えたほうがいいでしょう。

相手が何かを言うたびに、「でも」と言い返していると、相手は否定されているように感じてしまい、相手にストレスがたまって、それがあなたに返ってくることになるからです。もしかしたらあなたのストレスの原因は、普段何気なく使っている言葉にあるかもしれませんので、見直してみることをお勧めします。

また、私自身、「でも」も無意識に使っていることに気付き、使わないように意識してから、実家に帰ると、じつは母親が「でも」をよく使っていることに気付いた次第です。幼少期から学生時代に、無意識に親の影響を受けていたのかなとびっくりしたことがあります。

ぜひ、家族や友人の口癖もチェックしてみてください。

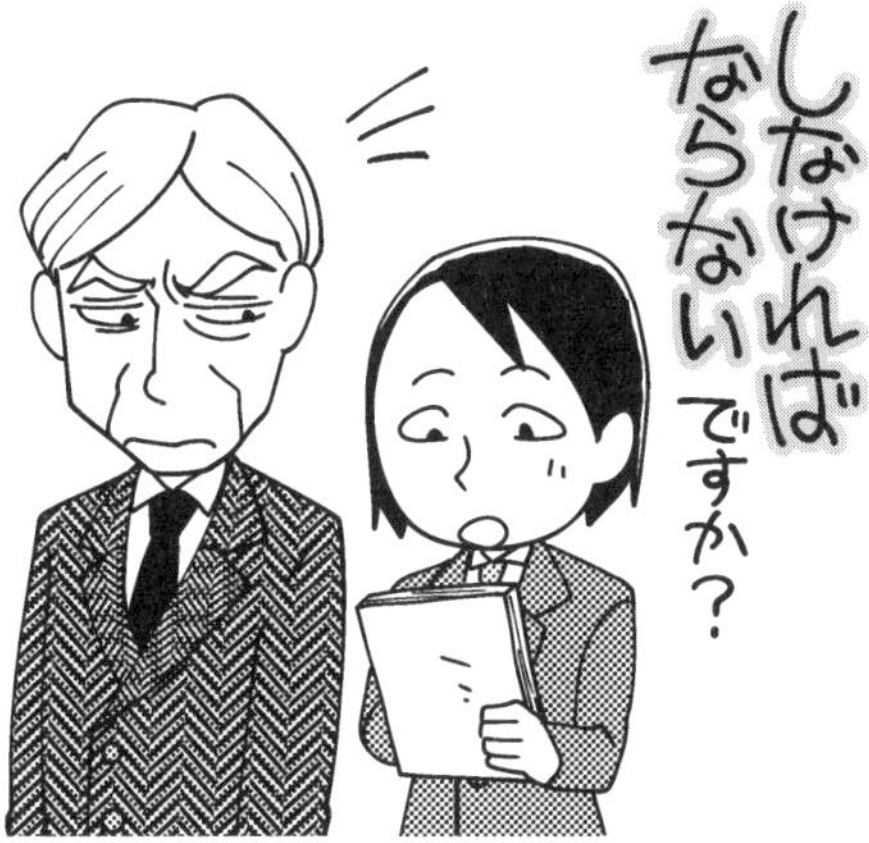
しなければならないですか？

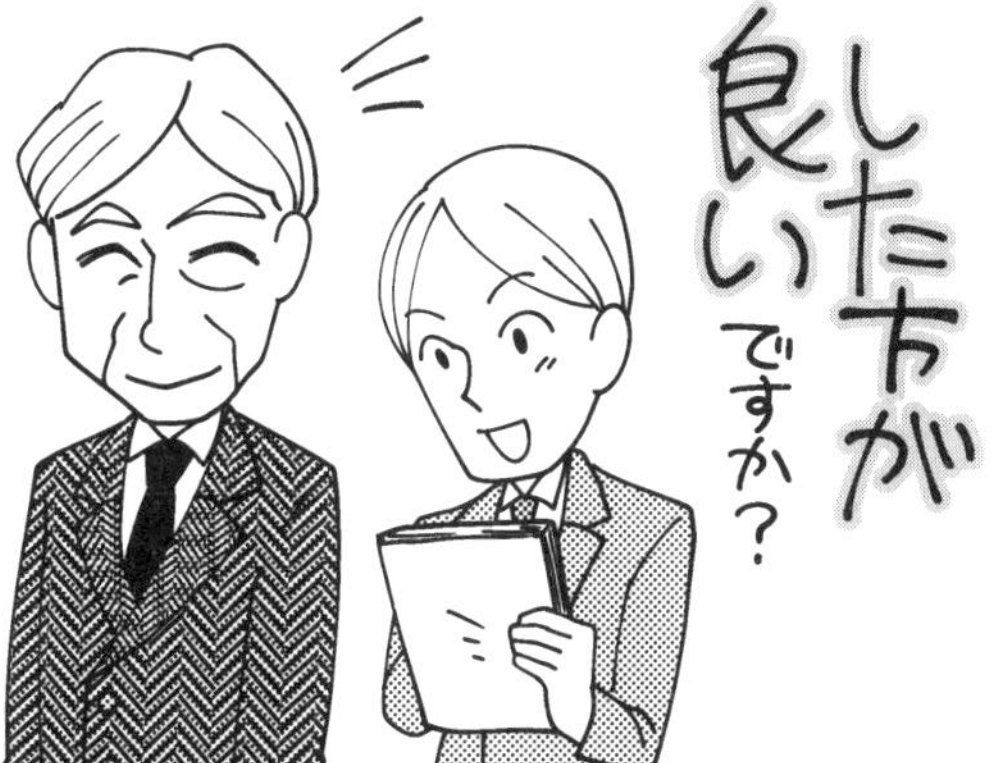
した方が良いですか？

⑦先着順ではなく、重要度順でアポを入れる

あなたは予定を入れていく場合、どのような基準で決めていますか？　じつは、多くの人が先着順で予定を入れているのが実情です。おそらくあなたもそうなのではないでしょうか。

しかし、先着順で予定を入れていく決め方だと、ストレスがたまります。なぜなら、先着順でガチガチに予定を決めてしまうと、後から本当に行きたいイベントの誘いが来ても、「その日はすでに予定があるので」と、断らざるを得なくなってしまうからです。

本当に行きたいイベントを断って、それほど会いたいわけではない人との約束や、それほど重要ではない約束を優先させなければいけないのは、大きなストレスとなることでし

ょう。

実際、このようなことでストレスを感じている人は多いわけですが、「先に決めた予定を優先させなければいけない」というのは、じつは単なる思い込みでしかありません。

後から重要な予定が入ったら、先に入っていた予定を延期してもいいわけです。場合によっては、そのために有給休暇を取ってもいいのです。

もちろん、先に約束した相手に対して、延期の交渉をすることでストレスが生じることもあるでしょうが、そこで生じるストレスよりも、やりたいことを我慢するストレスのほうが大きい場合が多いのではないかと思います。

だとしたら、予定を変更したほうが、ストレスを軽減することができます。

アポは先着順ではなく、重要度順で決める。

たったこれだけのことで、あなたのストレスは減ることになります。

さらに、この決め方を実践することで、あなたにとって重要な出会いやチャンスを逃すことがなくなるため、あなたの人生が好転していくことにもなるのです。

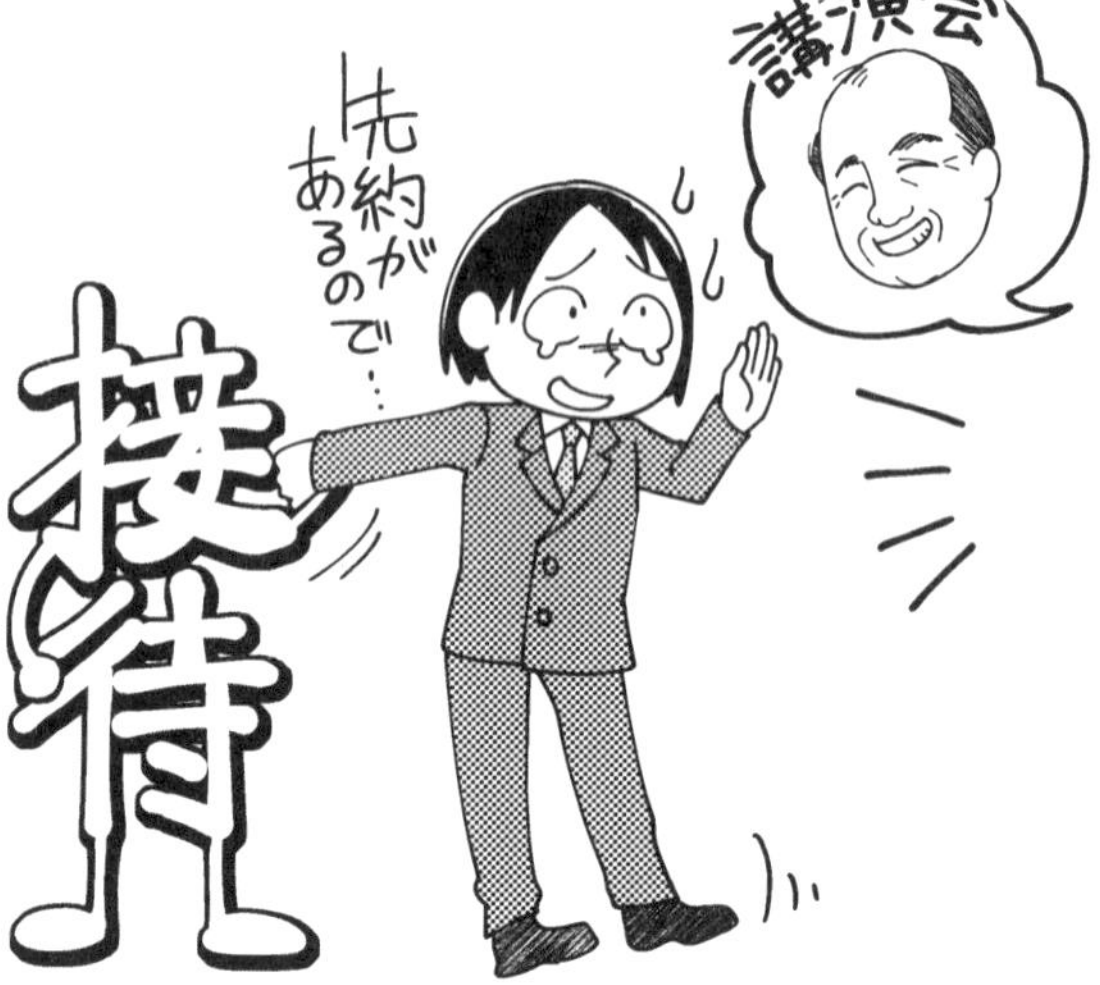
講演会
先約があるので…
接待

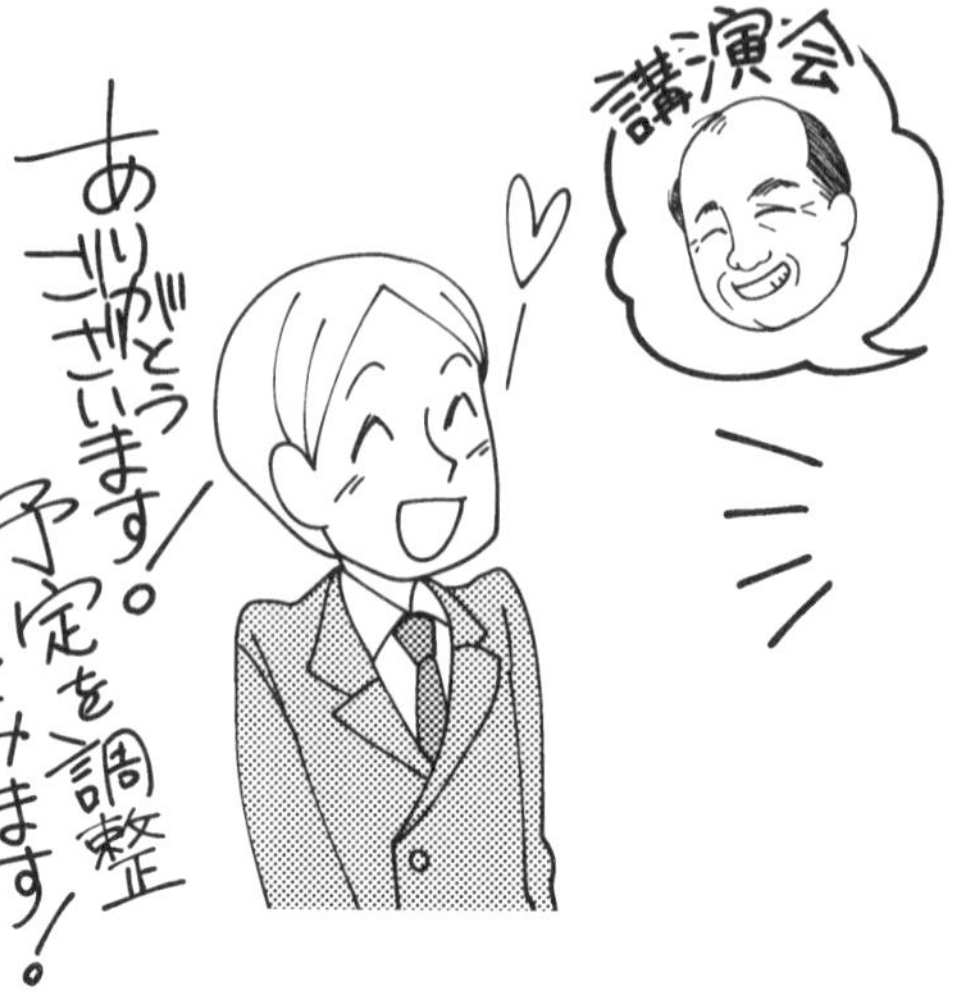
講演会
ありがとうございます!予定を調整してみます!

⑧ 相手の目を見て話さなくてもいい

あなたは人前で話すのが得意なほうですか？

それとも、苦手なほうですか？

じつは、私自身、子どものころは人見知りで、人前で話すことが大の苦手でしたし、私の周りにも、プレゼンの前はすごく緊張するというビジネスマンや、面接では緊張してうまく話せないという学生さんがたくさんいます。

それだけ人前で話すのが苦手な人が多いということでしょう。


では、なぜ人前だと緊張してしまうのでしょうか？

それは、相手の視線を感じると緊張してしまい、さらに相手の目を見て話さなければいけないと思っているからです。

あなたも「人と話すときは相手の目を見て話しなさい」と言われたことがあると思いま

すが、私はこれが緊張の原因の一つだと考えています。

外国人の場合、目を見て話せる人は結構多いのですが、日本人の場合は、目を見て話せる人はそれほど多くはありません。

つまり、苦手なこと、できないことを無理にやろうとするから、緊張してしまうのです。だからといって、プレゼンや面接の場で、下を向いて話したり、横を見ながら話したりしていては、印象がよくありません。

では、どうすればいいのか？

たとえば、面接や商談の場であれば、目の前に座っている面接官や商談相手の目を見るのではなく、ネクタイの結び目あたりを見て話すことです。

それでも相手は、目が合っているように感じますので。

大勢の前でプレゼンをする場合は、手元の資料やスライドのほうばかりを見るのではなく、お客さんの頭の後ろにある柱や壁に目配せをするような感じで話すと、お客さんは自分たちのほうを見ていると感じてくれます。

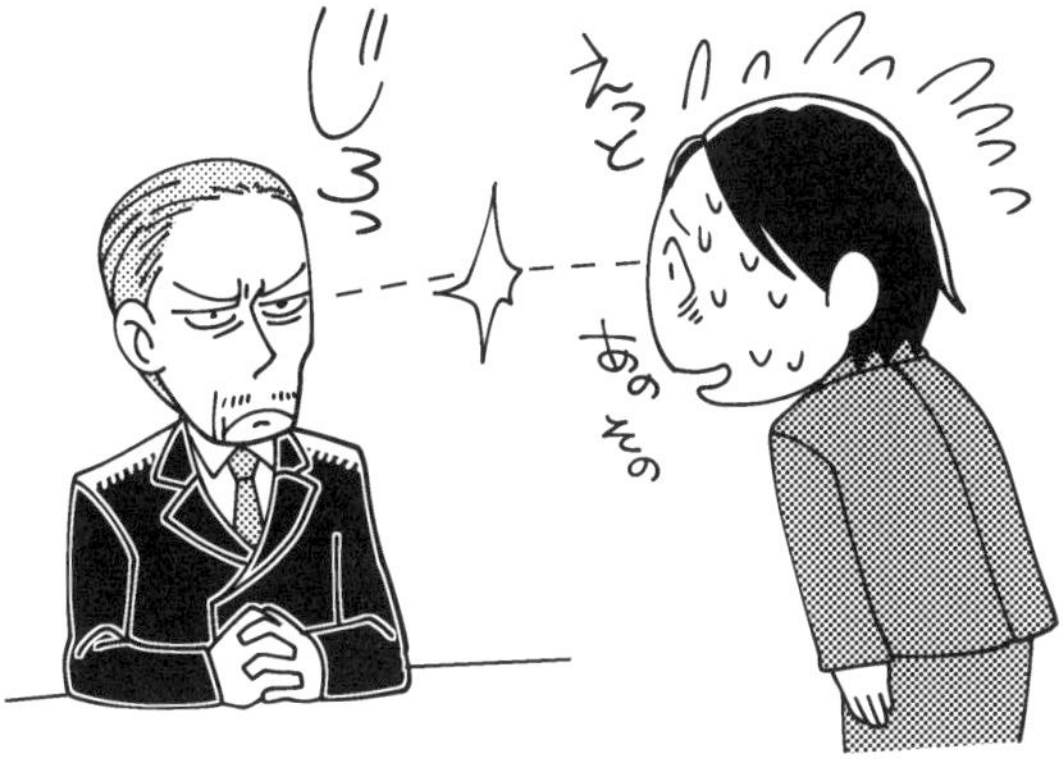
じろっ
えっと
あの その

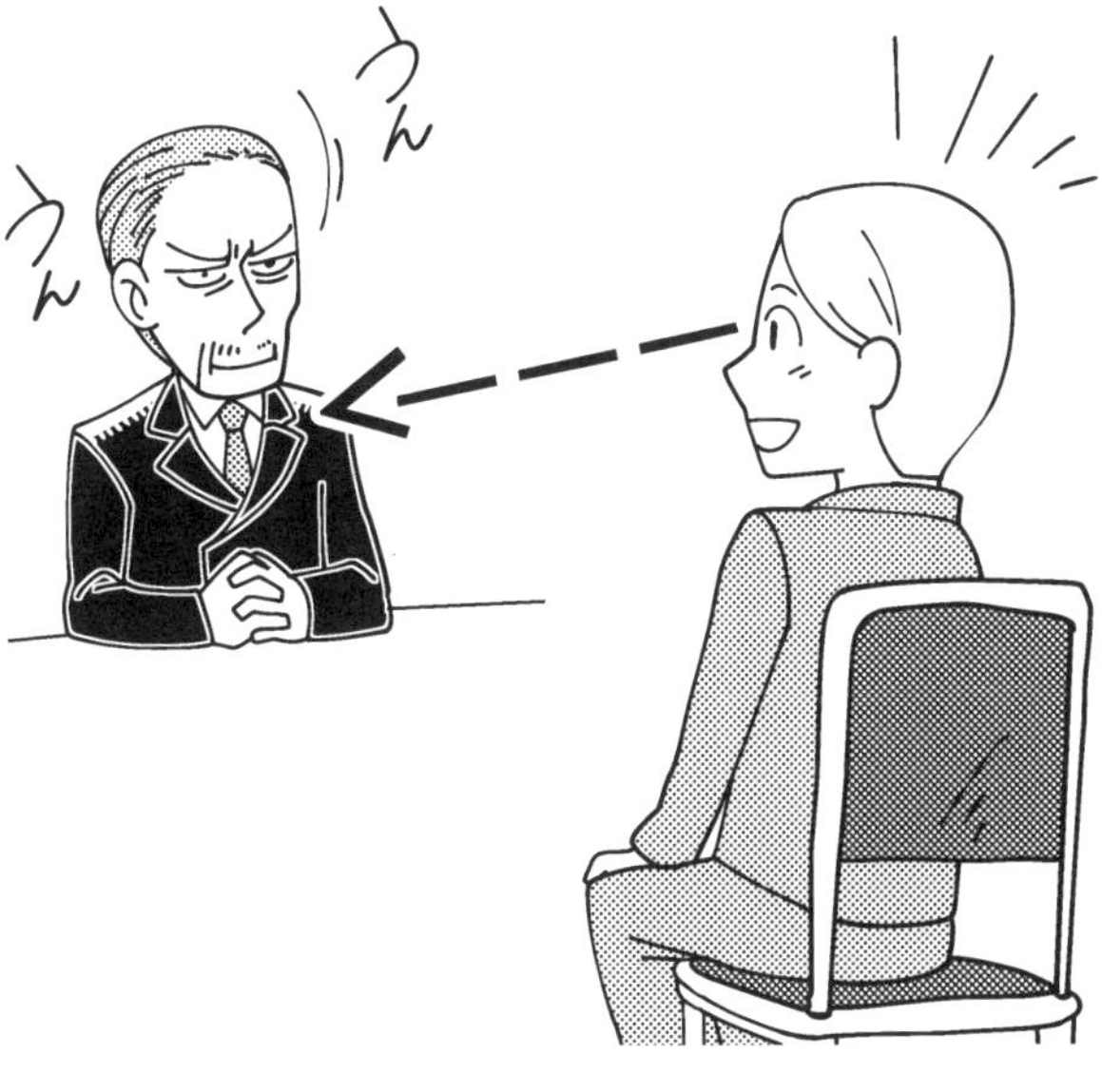
うん
うん

これらは人前で話すときのテクニックですが、これを知っていれば、人前で話すことのストレスから解放されることになるでしょう。

「相手の目を見て話さなければいけない」と思い込んでいた人は、いますぐそのものさしを捨てましょう。

第2章

【人間関係】

「嫌い」というものさしをなくせば、人間関係はうまくいく

①「嫌い」というものさしをなくせ！

世の中には、２種類の人がいます。

それは、「好きな人」と「嫌い（苦手）な人」です。

そして、この中であなたにストレスを与えるのは「嫌いな人」です。

人は誰でも嫌いな人の1人や2人はいるもので、おそらくあなたにも嫌いな人はいることでしょう。そして、嫌いな人の存在がストレスになっていることと思います。

だからといって、嫌いな人を無理に好きになるのは難しいですよね。

では、どうすればいいのでしょうか？

それは、「嫌い」というものさしを捨て、「どうでもいい人」に置き換えることです。

「嫌い」というものさしを捨てれば、世の中には「好きな人」と「どうでもいい人」しかいなくなるので、嫌いな人にイライラすることはなくなるのです。

私がこのことに気付いたのは、英語を話せるようになりたくて、カナダに留学したときでした。

異国の地で右も左も分からず、心細かった私は、どんな内容であろうと、私に話しかけてくれた人たちを全員好きになりました。

話ができること自体がうれしかったからです。

このとき、私は「嫌い」というものさしを捨てたのです。

人間関係も「パレートの法則」とよく似た「2：6：2の法則」のとおり、10人いたら2人は嫌いな人が生まれ、2人は好きな人になります。

そして、残りの6人が関係性の薄い人、すなわち「どうでもいい人」になります。

ですから、あなたは10人全員を好きになろうとする必要はないのです。

10人中2人は好きな人として付き合い、残りの6人とは普通に付き合ってください。

では、後の2人の嫌いな人はどうするのか?

昔から日本では「うまが合う、うまが合わない」という慣用句があります。

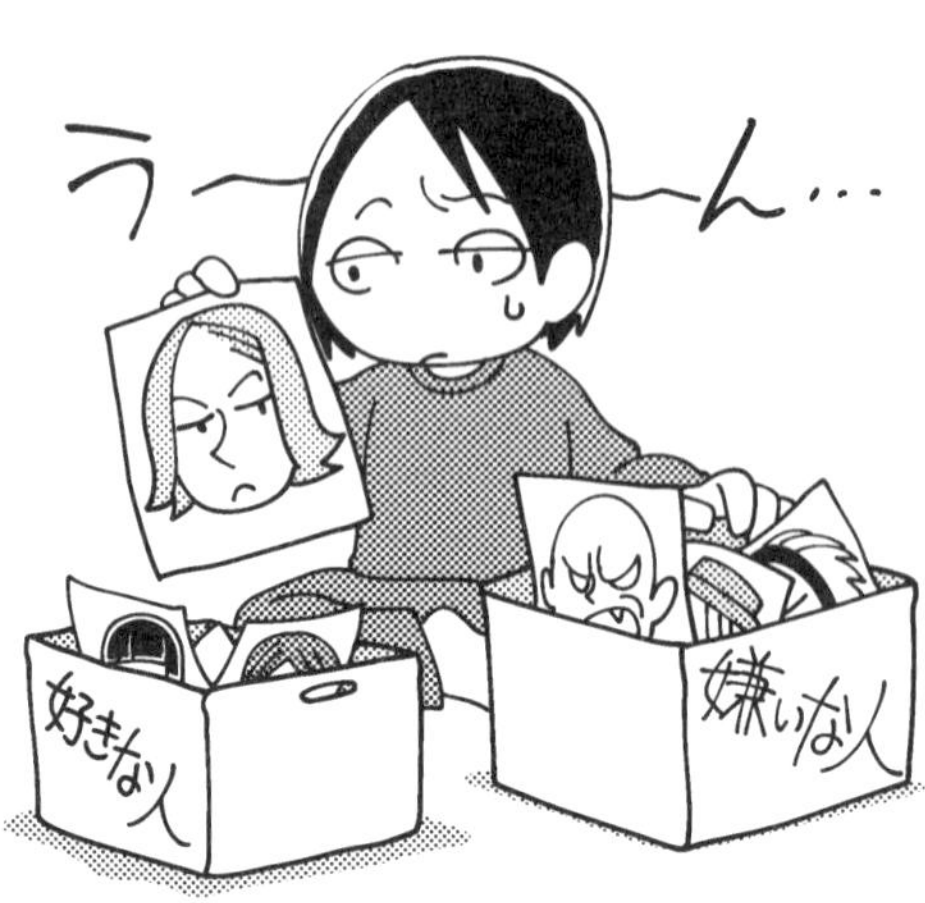

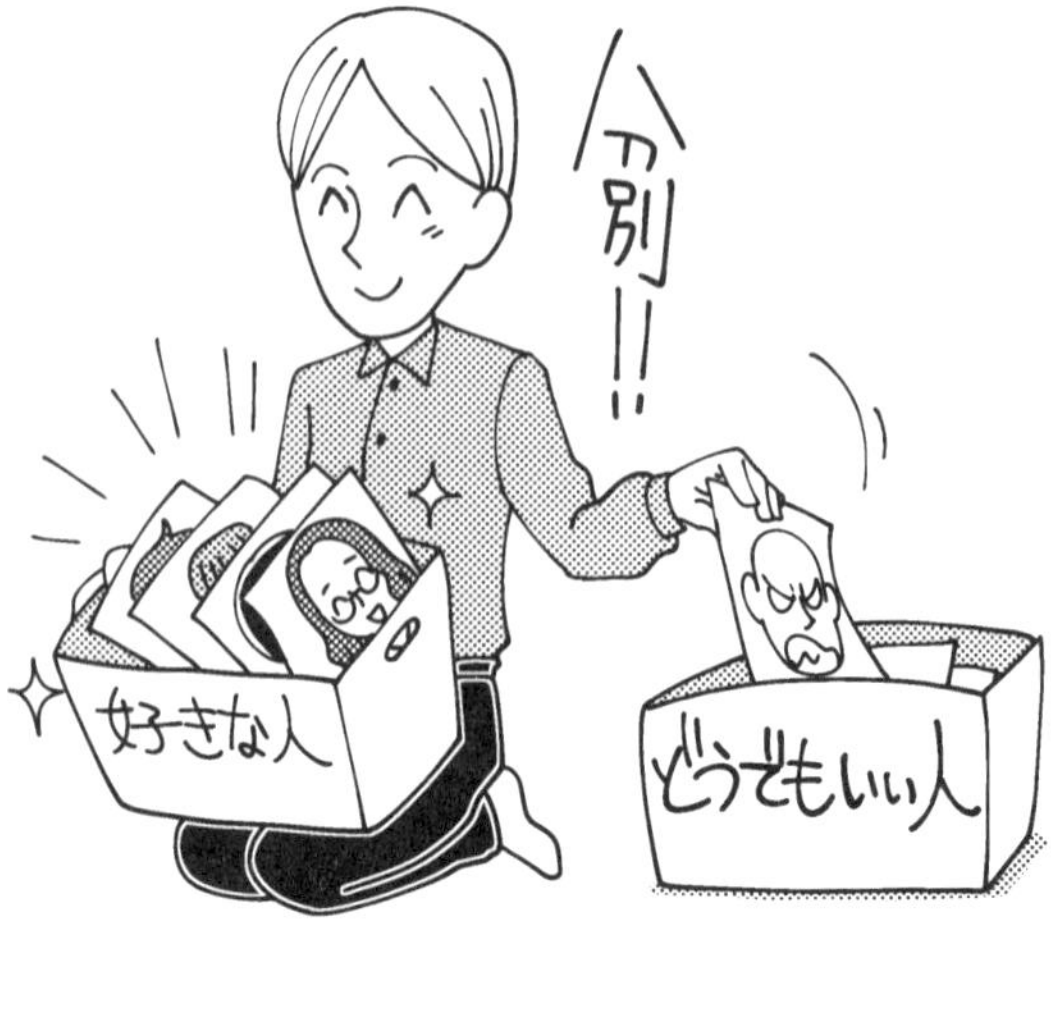

ですから、「嫌いな人」という表現を捨て、「うまが合わない人」と考え、「どうでもいい人」の中に入れてしまうのです。

後は、ビジネスライクに付き合っていくので十分です。

② 言葉を置き換えて、脳をだませ！

人間には好き嫌いがあってもいいのですが、「あの人、嫌いなの」「あのお店はマズかった！」という表現は、聞く人によってはあまり気持ちのよい言葉とはいえません。

全く同じ価値観を持った人同士の会話であれば問題ありませんが、そうではない場合、このような言葉を無意識に発していると、聞いている人に不快感を与えてしまうことがあります。

たとえば、あなたの知人が、じつは「あの人」に好意を抱いていたり、「あのお店」が好きで通っていたりするとしたら……。

気持ちいいものではないことは、容易に想像できるでしょう。

おそらく、あなたの知人が「あの人」と付き合ったとしても、あなたには絶対に教えないでしょう。また、あなたを食事に誘って、もし気に入ってもらえなかったら嫌だという思いから、自然とあなたを食事に誘わなくなる可能性もあります。

その結果、あなたの交流関係はどんどん減っていくのです。


人は、誰かに認めてもらいたい生き物ですので、「評論家」や「批評家」のような行動をとりがちです。


しかし、ここでは「あの人、苦手なの」「あのお店は、私の口には合わなかった」と、表現を弱めてみたり、価値観の違いを認める表現に置き換えてみたりしましょう。

それだけで、周りで聞いている人たちのストレスが軽減されるのですから。

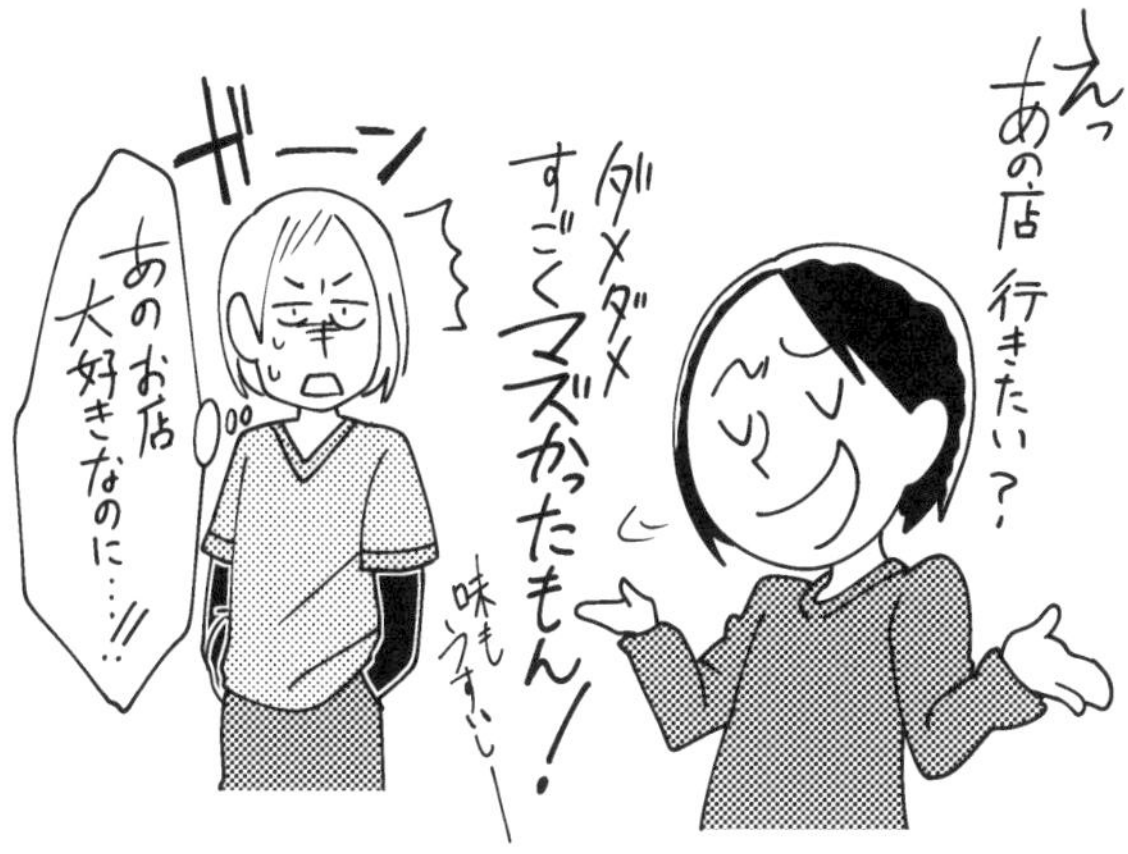
えっ あの店 行きたい？
ダメダメ すごくマズかったもん！
味もうすいし
ガーン
あのお店 大好きなのに…!!

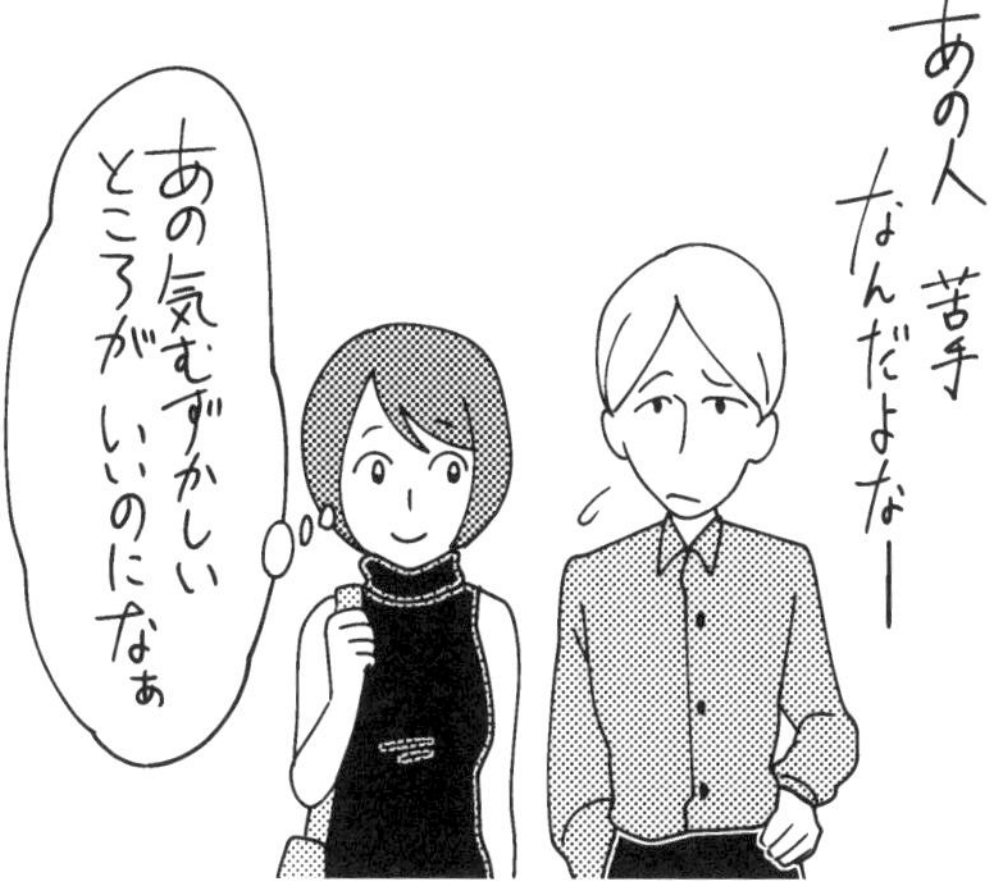
あの人 苦手なんだよなー
あの気むずかしいところがいいのになぁ

さらに言うと、脳は主語を理解できないという考え方があるようで、「嫌い」や「マズい」といった言葉を発していると、脳は「あなたのことが嫌い」「あなたの選ぶお店はマズい」という解釈をして、自然とそのような結果を引き寄せてしまいます。
そして、それがあなたのストレスになっていくのです。

70億人いれば、70億通りの価値観が存在します。

ですので、まずはいろいろな価値観があることを認めましょう。
そして、なんでも批判するのではなく、相手の価値観を認めるような表現を心がけるようにしましょう。

③ 降る雨は止められない

あなたは降り続いている雨をやませることができますか？

雨だけでなく、台風や地震などの天災も止めることはできませんね。

このように世の中には人間の力ではコントロールできないものがたくさんあります。

それなのに、コントロールできないものをコントロールしようとして、思うようにいかずに苦しんでいる人がいます。

こういう人はストレスがたまりやすいといってもいいでしょう。


世の中にはどうにもならないことがたくさんあります。

天気もそうですが、日常のこともそうです。たとえば、株価が下がったとか、物価が上がるとか。

こういったことは、一個人ではどうしようもないことなのです。

だから、そんなことに対して、いちいち腹を立てても仕方がないわけです。

道路の渋滞もそうですね。

渋滞に巻き込まれるとイライラする人が多いですが、イライラしても渋滞が解消されるわけではありません。

私の場合は、渋滞に巻き込まれたら、逆に「ラッキー！」と思います。なぜなら、好きなセミナーのＣＤを聴くことができるからです。

ちなみに、私は時間ができたときにいつでも聴けるように、スマホの中にたくさんのセミナーコンテンツを入れています。

給料が安いことに対して不平不満を持っているサラリーマンはたくさんいます。

これも自分の力でコントロールできるものではありませんので、不平不満を言ったところで仕方がないわけです。

収入を増やしたければ、給料以外の収入源をつくるしかないわけですが、そう言うと「副業禁止なので、それはできないんです」と答える人が多い。

でも、これも考え方一つ。副業と思うから副業なのであって、どちらも本業だと言い張ればいいのです。

会社が副業を禁止している理由は、本業に支障を来すとマズイから。したがって、本業に支障を来さない範囲、たとえば会社が休みの日や就業時間後、出勤前に何かをする分には、会社としては問題ないわけです。

会社というのは、あなたがいなくても回っていくものです。あなたがそんなに会社のためを思って、自分のやりたいことを我慢する必要はないと、私は思います。

私の場合は、興味のある本の著者の講演会に参加してみたり、懇親会で仲良くなった実際に稼いでいる人から、副業について教えてもらいました。

また、主婦の中には、せっかく晩ご飯をつくって待っているのに、夫がなかなか帰ってこないことに対してイライラしている人も多いのではないでしょうか。

しかし、これも仕方がない。夫がそういう会社に勤めているわけですから。もし、あなたのイライラのために、大切なお客さまとの会食を断って、毎日晩ご飯を食べに帰宅していたら……。

この問題については、夫が朝出かけるときに、今日遅くなるのかならないのか、帰ってくる時間を確認すればいいだけです。

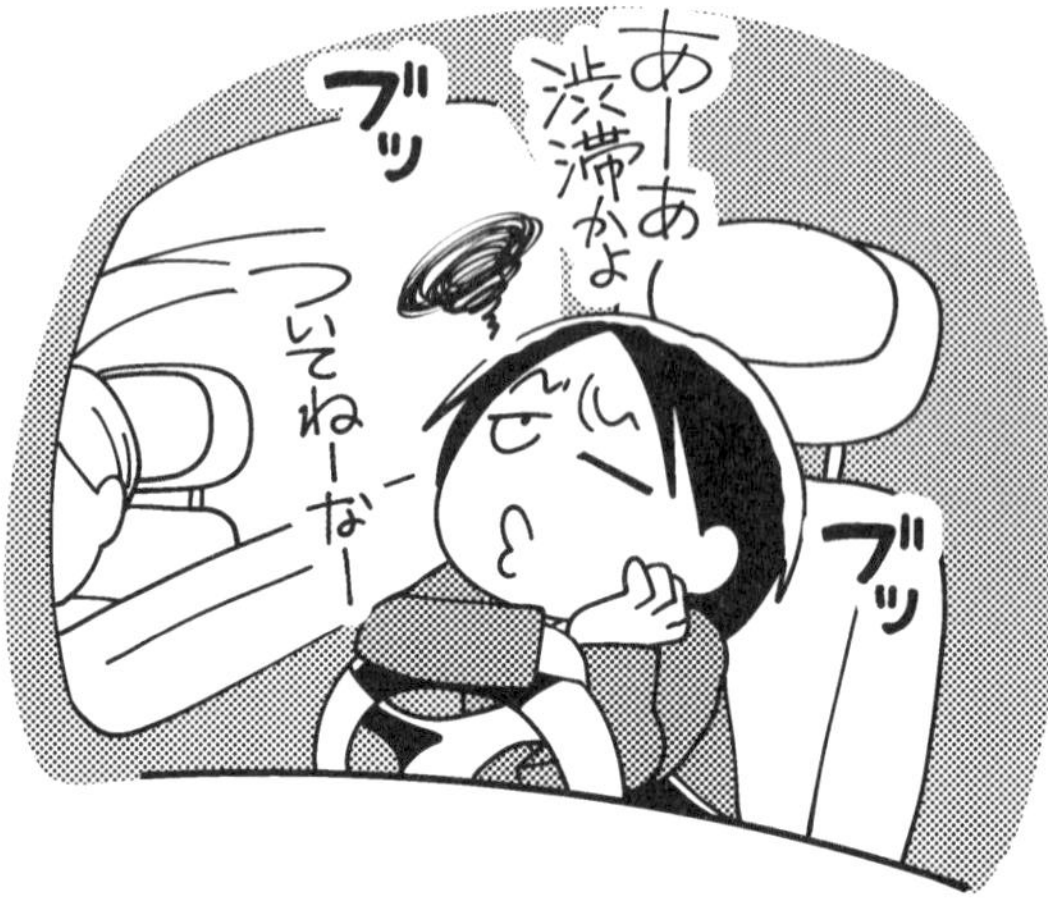
あーあ
渋滞かよ
ブッ
ついてねーなー
ブッ

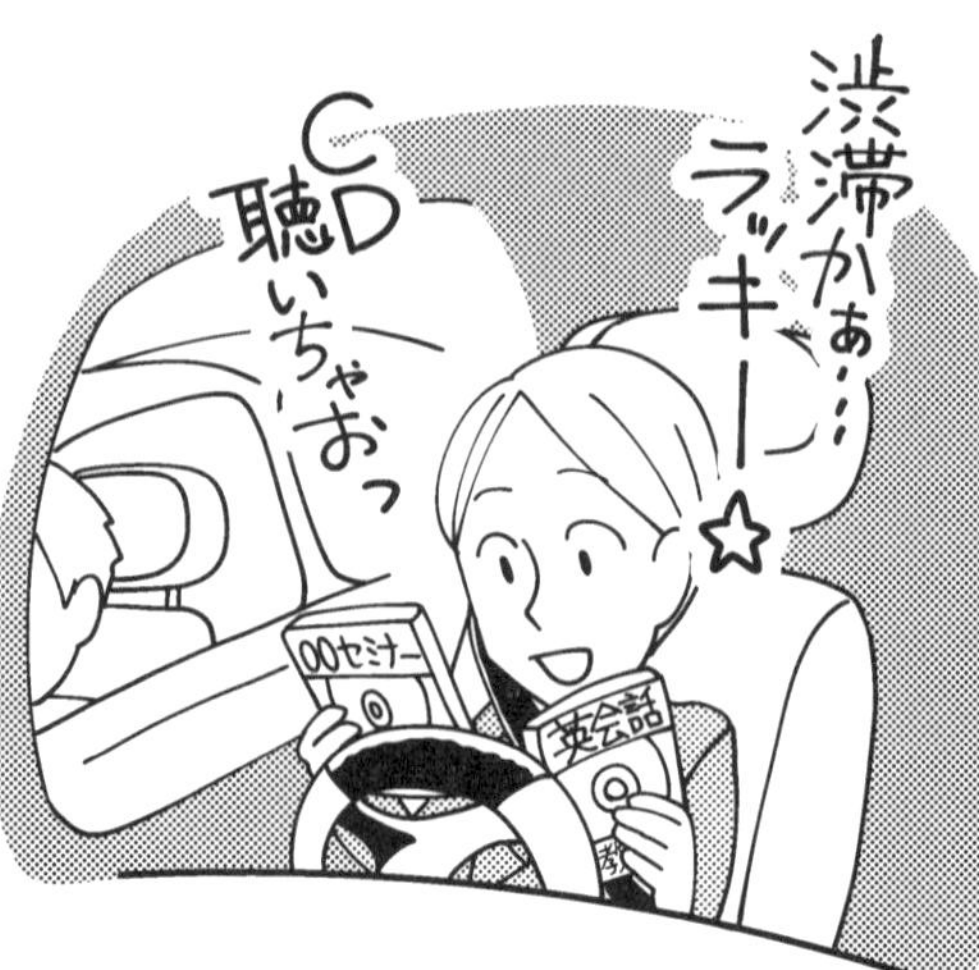
渋滞かぁ…
ラッキー☆
CD
聴いちゃおっ
○○セミナー
英会話

その確認をせずに晩ご飯をつくって、早く帰ってこないからとムカついて、ストレスをためているのは、ひとり相撲以外の何物でもないでしょう。

いずれにしても、自分がコントロールできるのは自分のことだけで、他人のことはたとえ家族や子どもであってもコントロールすることはできません。

それを無理にコントロールしようとするからストレスがたまるのであって、無理にコントロールしようとしないことがストレスを感じなくなるコツです。

④ あなたの悩みは、すでに誰かが経験している

「なんで自分だけがこんな目に遭《あ》わなければいけないんだよ!」

あなたはこんなことを感じてイライラした経験はありませんか?

何か問題があると、多くの人はこのように自分だけが不幸な目に遭《あ》っていると思ってし

まいがちです。

しかし、あなたが悩んでいる問題というのは、多くの場合、とっくの昔に世界の誰かが経験していて、解決していることが多いのです。

実際、私が以前勤めていたプロバイダ（インターネット接続業者）には、お客さんから毎日のように「インターネットにつながらない。どうしてくれるんだ！」という苦情の電話がかかってきました。

じつは、つながらない原因というのは一つではなく、お客さんのパソコンの機種やモデムの種類など、お客さんのインターネット環境によって異なるため、解決策が人によって違います。だから、ワンパターンの解決マニュアルが存在しないのです。

そこで、私はどうしたかというと、お客さんのインターネット環境を細かく聞き、その環境における解決策をインターネットで検索してみたわけです。日本語で検索して出てこないときは、英語でも検索してみました。

すると、ほとんどの場合、解決策が見つかりました。すでに誰かが同じ環境で同じ問題に直面し、その問題を解決してくれていたのです。

つまり、あなたがいま、直面している悩みというのは、世界中にいる70億人の人たちの誰かが、すでに経験していることなのです。

そう考えると、「なんで自分だけが……」と思い悩むことはなくなりますし、ストレスもかなり軽減されます。

さらに、多くの場合、その問題は誰かが解決してくれているのですから、探せば解決策は見つかるわけで、そう思えば悩む必要などなく、逆に希望がもてるようになります。

また、世の中には、何かうまくいかないことがあると、将来を悲観してしまう人もたくさんいます。

たとえば、なかなか就職が決まらなくて自殺してしまう学生さんとか、1000万円の借金を抱えて自殺してしまう中小企業の社長さんとか。

しかし、視野を広げれば、世の中にはもっと不幸な人がたくさんいるものです。50社以上訪問しても1社も受かっていない学生さんや、1億円以上の借金を抱えている社長さんなど。

そういう人たちに比べたら、自分の悩みがちっぽけなものに思えてきます。

世の中には自分よりも大変な悩みを抱えている人はたくさんいる——。そう思えれば、あなたのストレスはグンと減るはずです。

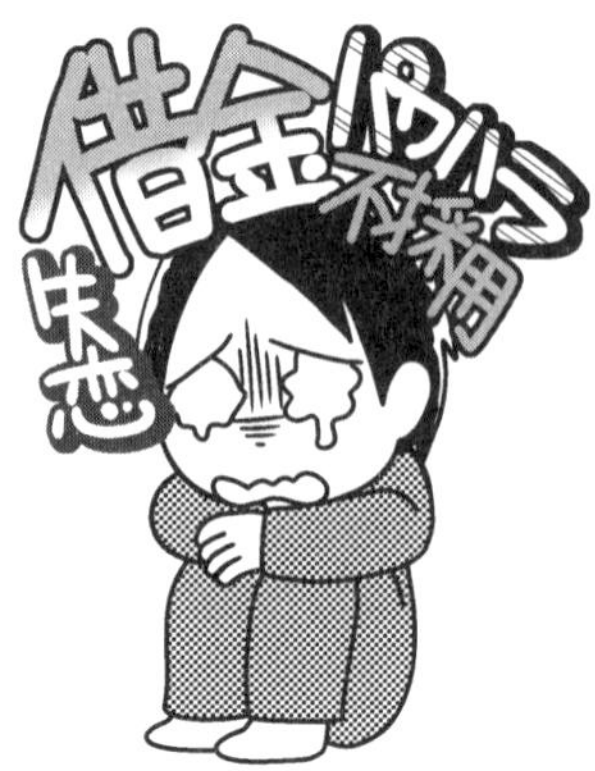
借金
パワハラ
不採用
失恋

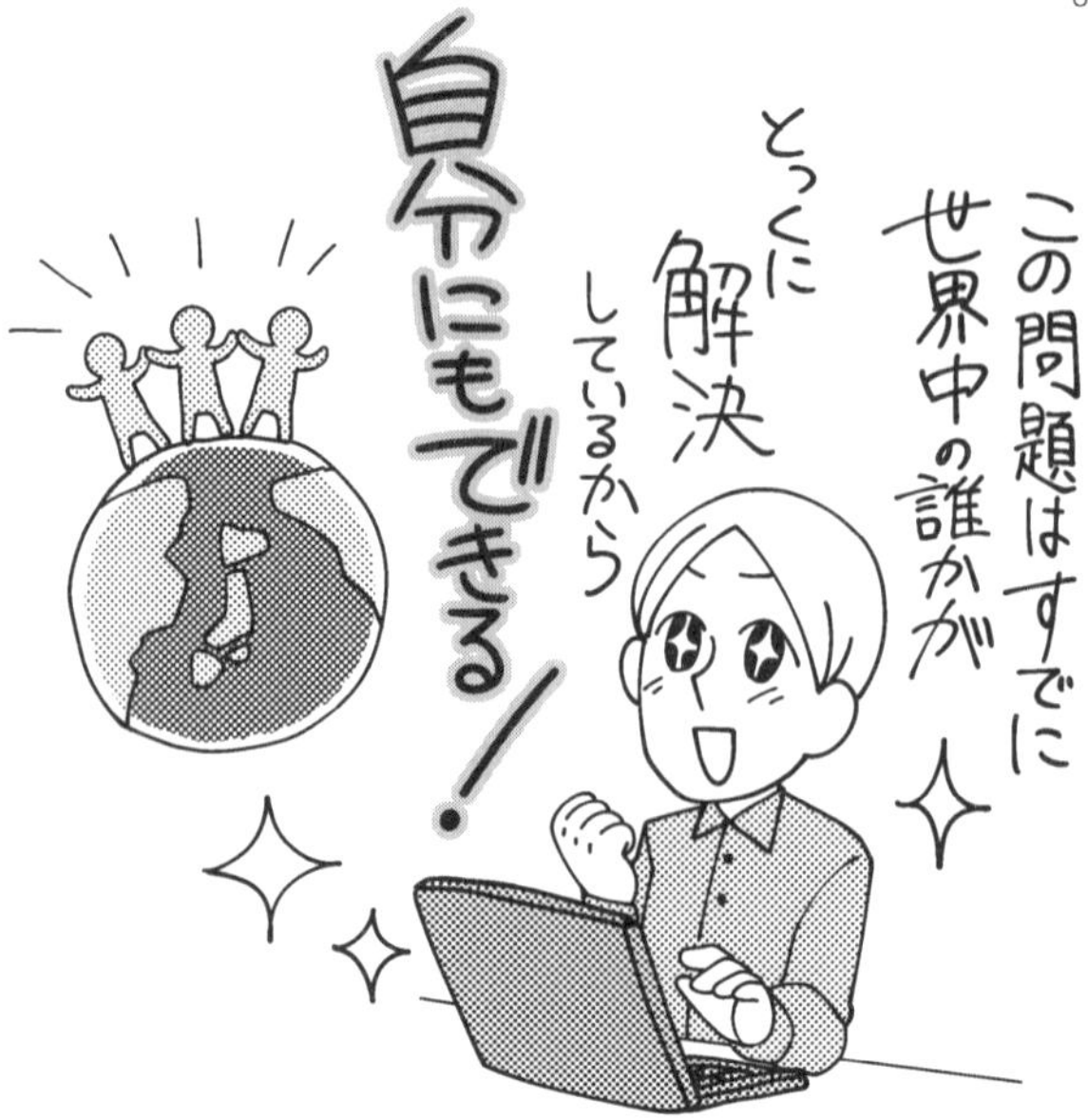
この問題はすでに
世界中の誰かが
とっくに
解決
しているから
自分にもできる!

⑤ 親や上司の言うことがいつも正しいとは限らない

あなたは先に生まれてきた両親や上司のことを偉いと思っていますか？

じつは、「先に生まれた人は偉い」と勘違いしている人は意外と多いようで、それがストレスの原因になっているケースもあるようです。

たとえば、親が自分のことを認めてくれないとか、いつも上司にダメ出しされるとか。こういうことがあると、親や上司が偉いと思っている人は、自分はダメなんだと感じてしまって、それがストレスになってしまうのです。

したがって、このストレスから逃れるためには、「先に生まれた人は偉い」というものさしを、別のものさしに変えることが必要です。

そのものさしとは、「親や上司の言うことがいつも正しいとは限らない」というものです。

実際、親や上司にもできないことはありますし、苦手なことも、知らないこともあります。間違うことだってあります。

私自身も社長として、社員に対していろいろな話をしますが、間違うこともありますし、朝に言ったことと夕方に言っていることが違っていることもあります。「朝令暮改」というヤツですね。

親や上司、先輩が必ず偉いというわけではないのです。たまたま先に生まれてきただけで、すべてにおいて完璧な人間というわけではないのです。

探せばあなたにも、親や上司より優れたところはあるはずです。たとえば、親ができないことがあなたにはできるとか、上司が知らないことをあなたは知っているとか。

そういうところにスポットを当てれば、親や上司から何を言われようが、あなたは落ち込む必要もなければ、ストレスを感じることもなくなるでしょう。

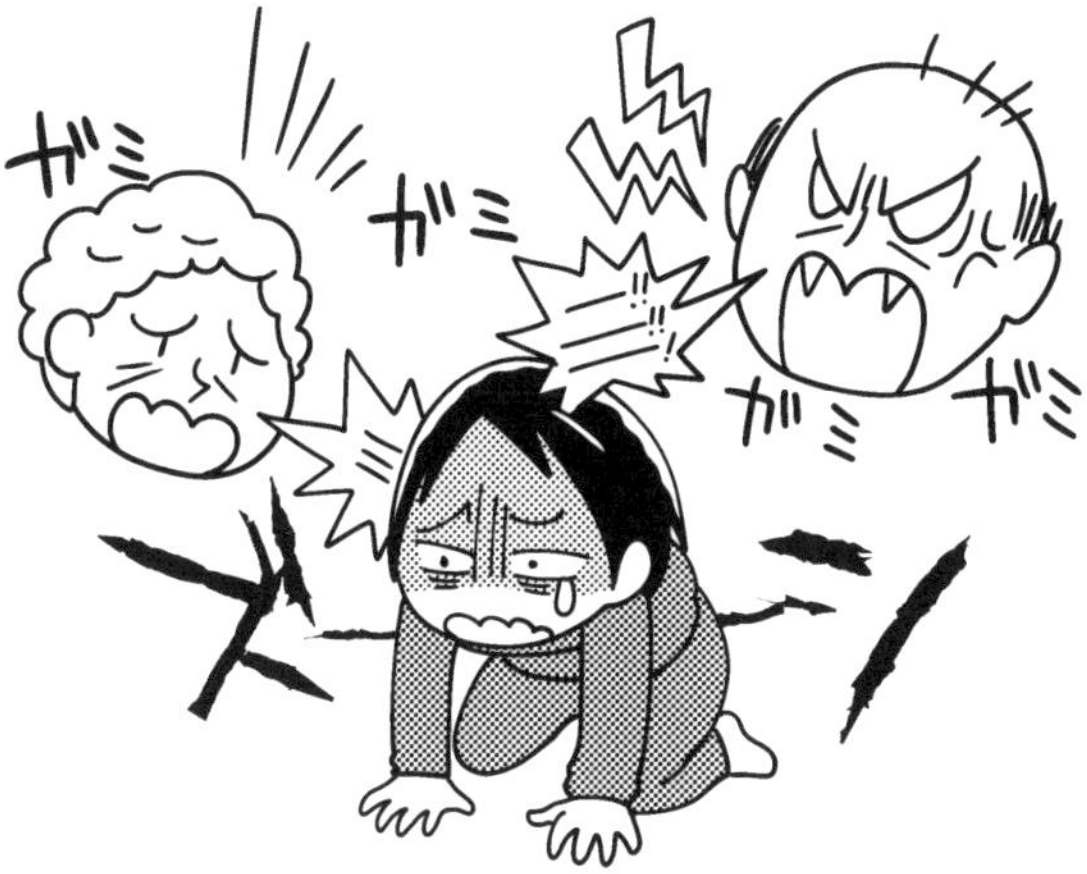
ガミ
ガミ
ガミ
ガミ

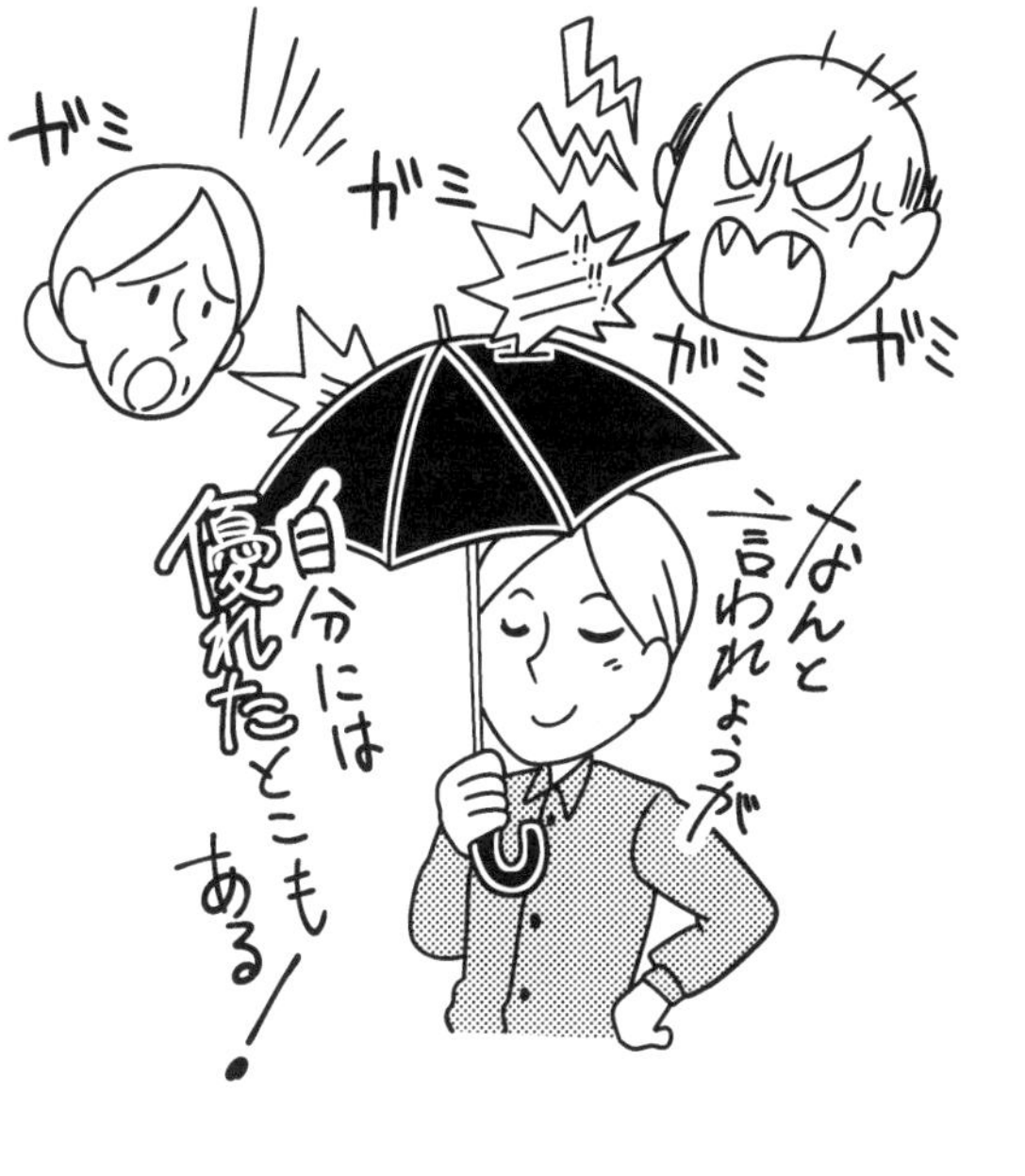
ガミ
ガミ
ガミ
ガミ
なんと言われようが
自分には優れたところもある！

⑥ 無意識の「命令」を意識的な「依頼」に置き換える

あなたは、人から命令されるのが好きですか？

おそらく、命令されるのが好きな人は少ないのではないでしょうか？

それなのに、世の中には人に命令する人がたくさんいます。

しかも、本人が命令していることに気付いていないケースが多く、それが人間関係をよくないものにしている原因になっていることがあるのです。


私がそのことに気付いたのは、ある会社で債権回収の仕事を担当していたときのことでした。

料金を支払っていないお客さんに対して、電話で支払ってくれるように催促するわけですが、この仕事をやりはじめた当初は先輩から言われたとおりに「いついつまでに払ってください」とお願いしているにもかかわらず、なかなか払ってもらえない。

「なぜ払ってくれないんだろう?」と自分なりに考えた結果、これはお願いではなく、命令だったことに気がついたのです。

「払ってください」というのは、「払ってくれ!」「払え!」と言っているのと同じだったのですね。

そこで、私は「請求書は届いていますか?」という確認作業からはじめることにしました。それまでは、当然、請求書が届いているという前提で話を進めていたのですが、もしかしたら何かの手違いで届いていない可能性もあるわけですから。

そして、届いていたら、次は「いつまでに振り込んでいただけますか?」と聞く。

そして、少し先になるという回答の場合は、「明日中に振り込んでいただかないと、サービスがストップしてしまう可能性がありますので、明日中に何とかなりませんか?」とお願い(依頼)するわけです。

すると、多くの場合は、すぐに振り込んでもらえました。

また、「振り込んでいただけないと、私、会社から怒られるので、何とか助けていただけませんか？」というお願い（依頼）をしたこともありましたが、これもかなりの効果がありました。

つまり、人は命令されると不快な気分になって、こちらの言うことをなかなか聞いてくれないけれども、お願い（依頼）をすると人を助けたいという人間の本能が働いて、こちらの言うことを聞いてくれるということです。

したがって、もしあなたが自分の言うことをなかなか聞いてもらえなくてストレスがたまっているとしたら、命令ではなく、お願い（依頼）する言い方に変えてみてください。

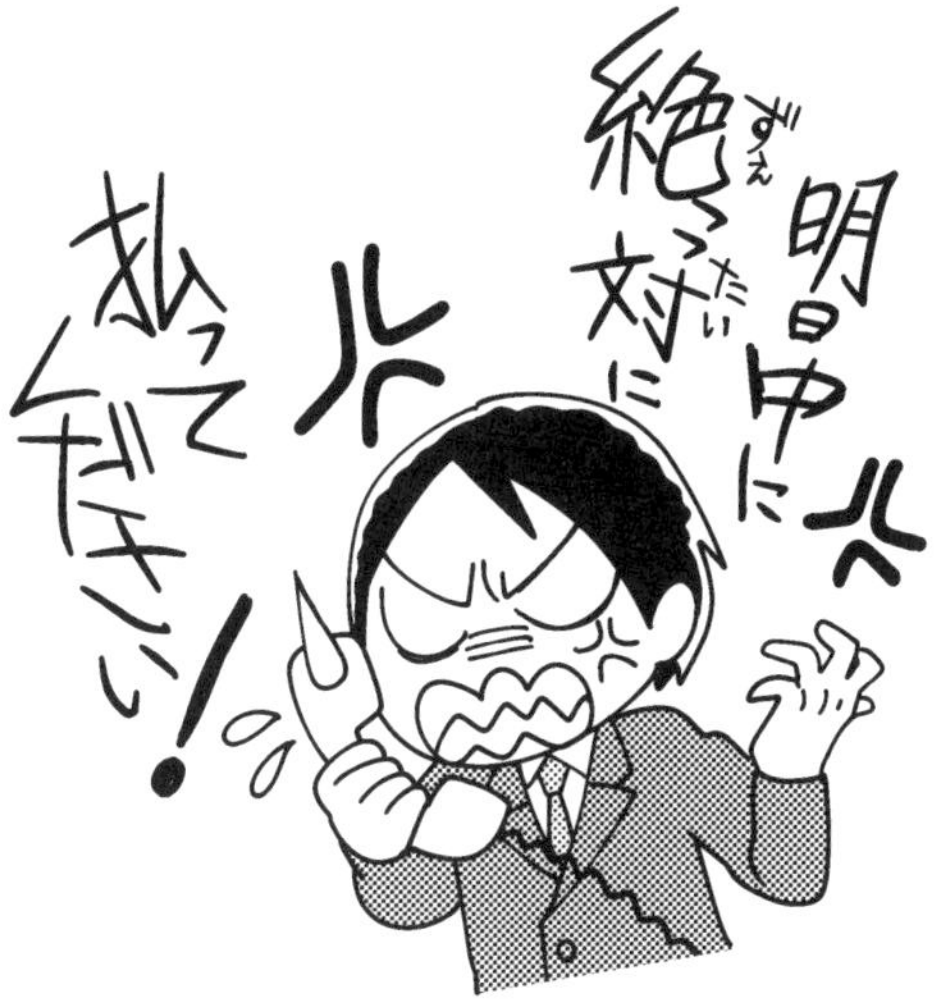
明日中に
絶《ずぇ》っ対《たい》に
払ってください!

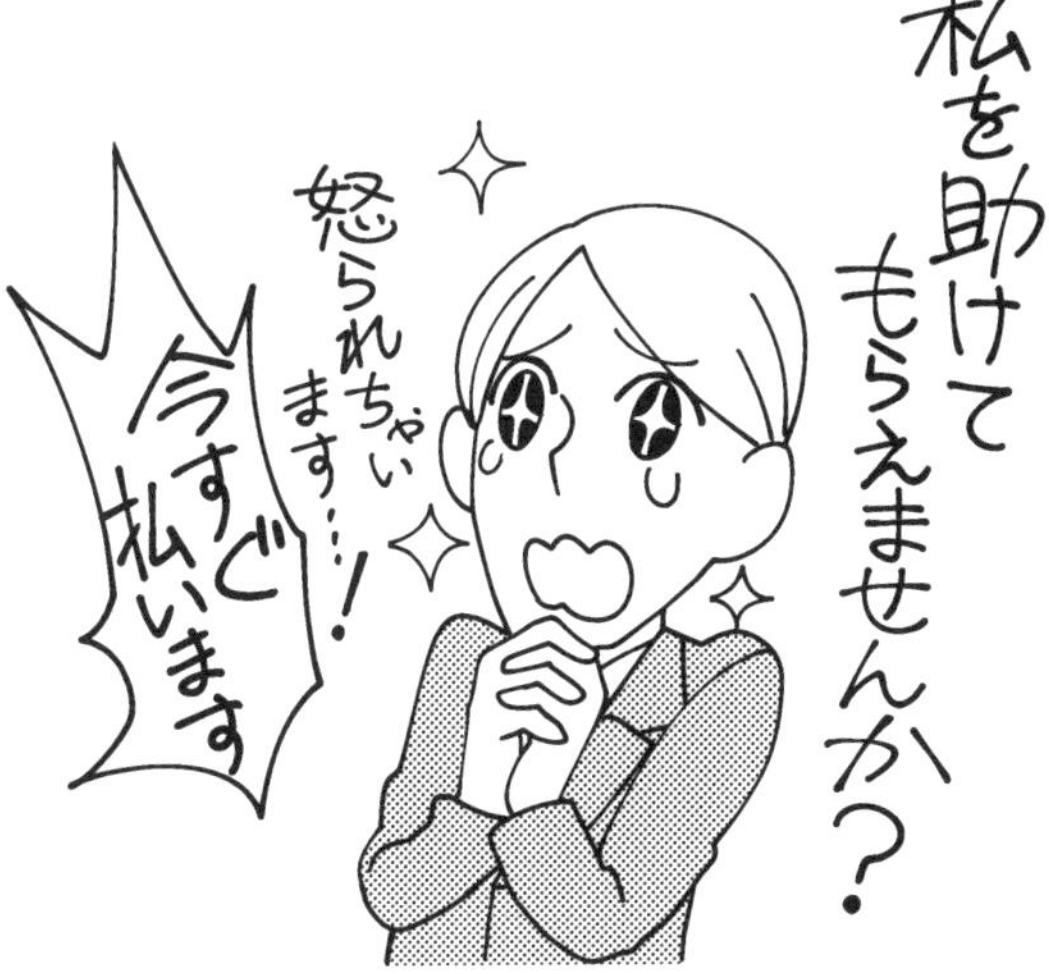
私を助けてもらえませんか?
怒られちゃいます…!
今すぐ払います

⑦ デジタルをアナログに換えたらうまくいく

かつては手書きだった書類はパソコンで作成するようになり、電話だったものはメールになるなど、いまやデジタル全盛の時代になりました。

それに伴い、私たちのストレスも確実に増えてきました。

たとえば、あなたもメールの返事が来なくて、イライラした経験があるのではないでしょうか？

電話で話せば1分ですむものが、メールだと文章を考えるのに気を遣い、さらに返事が来なくてイライラする――。

そんなことでストレスを感じるくらいなら、電話をしたほうがずっといいと思いませんか？

デジタルは確かに便利ですが、デジタルに依存しすぎると、ストレスを生む可能性が高

緊急企画

ストレスレスの授業《レッスン》

読者限定無料特典その1

掲載できなかった著者 清水将平が毎日活用している

「本当は教えたくない**7**つの秘密」を大公開!

1. 買った本は全部読まなくてよい!誰も教えてくれない買い方・選び方
2. 周りに感謝されて愛されつづける!あなただけの本の活用方法!
3. ベストセラーやあの人気本も!実質タダで毎月一冊読めてしまう裏技
4. ハワイやドバイ!1年に1回の海外旅行!誰でも今すぐできる貯金術
5. 面接なんて緊張しない!年収アップの転職術と仕事探しのコツとは?
6. あの有名企業も使っている!ピンチをチャンスにできる秘密の言葉
7. 本邦初公開!会う前に距離が縮まり仲良くなってしまうメール返信術

読者限定無料特典その2

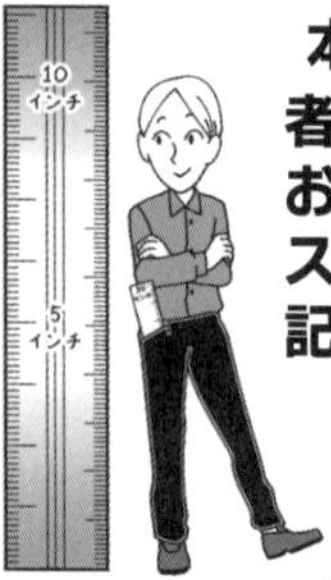

本書に掲載した**41**個のイラストデータを読者限定で無料プレゼント!!ダウンロードして、お気に入りのイラストを自由にご活用ください。スマホの待受画面や資料の挿し絵、ブログの記事などに…

▼

無料特典はコチラ

http://shohei432.com/present

くなります。

ですので、なるべくならメールよりも電話のほうがいいですし、実際に人と会って話すほうがいい。また、文書もパソコンで打つよりは、手書きのほうが気持ちが伝わったり、相手の記憶に残ったりと、いい面も多いといえます。

実際、人間関係がうまくいっている人は、デジタルよりもアナログのほうを重視しています。

特に、仕事ができる人は、電話をしたり、実際に会って話をしたりといったアナログ的なコミュニケーションをきちんとやっているのです。

お客さんに対してもそうですし、社内の人に対しても、実際に会ってネゴしたり、一緒に飲みに行ったりしているから、自分の意見が通ったり、仕事がスムーズに行ったりするわけです。

人とのコミュニケーションにおいて、デジタルだけに頼り切っている人は、今日からアナログ的なコミュニケーションも取り入れてみてください。

たとえば、照れくさいお礼や気が重いお詫びも、ついついメールですませてしまいがち
ですが、電話で伝えてみましょう。
きっと仕事も人間関係もうまくいきます。

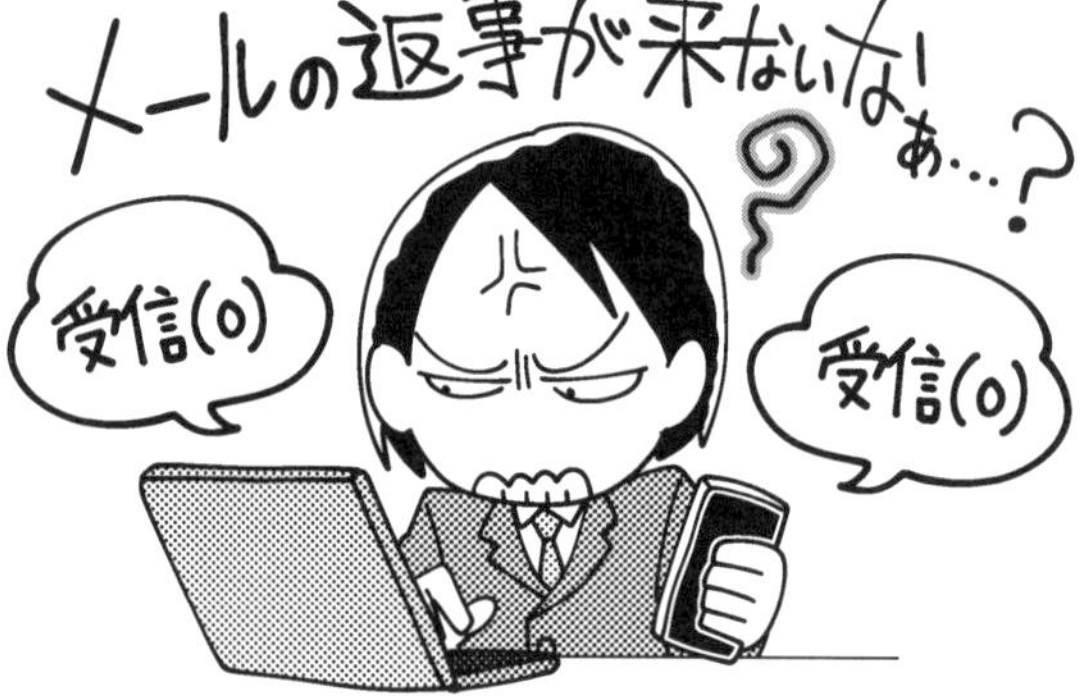
メールの返事が来ないなぁ…？
受信(0)
受信(0)

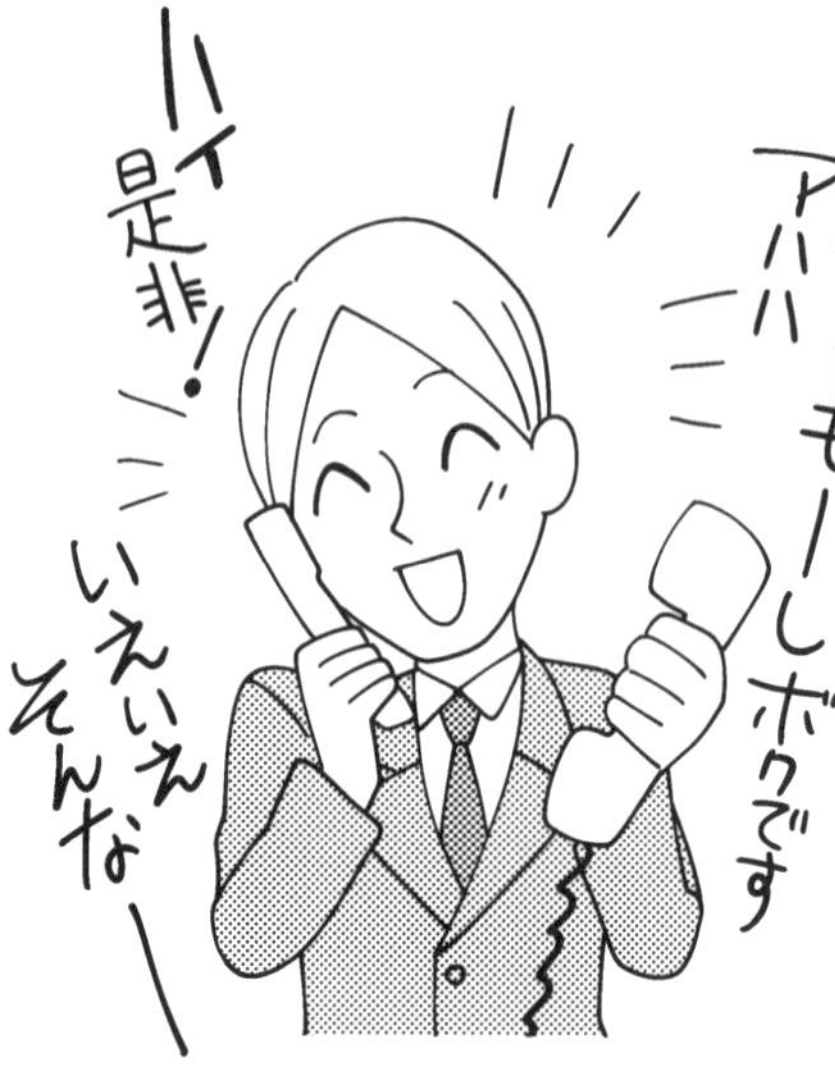
もしもーしボクです
アハハ
ハイ是非！
いえいえそんなー

⑧ 自分のものさしではなく、相手のものさしで測るようにする

「自分はこんなにがんばっているのに、なんで認めてもらえないんだ！」
「自分はこんなにイケてるのに、なんでモテないんだ！」

こんなことで悩んでいる人はいませんか？

あなたが評価されない理由――。それは、あなたが自分のことを、自分のものさしで測っているからです。

自分ではがんばっていると思っていても、上司のものさしで見た場合、がんばっているとはいえないケースは多々あります。

また、自分ではイケてると思っていても、異性の目から見たら、全然イケてないというケースもたくさんあります。

だから、こんなことでストレスを感じるのは、私に言わせればナンセンス。自分のものさしで自分を測るのではなく、相手のものさしで自分を測ってみればいいのです。

要するに、相手が何を求めているのかを知り、そこに近づけるように努力すればいいのです。

そうすれば、何をすればいいのかが分かるので、ストレスを感じることもなくなるでしょう。

もっと褒めてもらいたければ、褒めてもらえるような行動をすればいいし、給料を上げてほしければ、「こいつはもう少し給料を上げてあげたほうがいいな」と思ってもらえるような働きをすればいいわけです。

私の場合は、他の部署の営業マンに自分のうまく行った方法を教えたり、出張する度に関係者にお土産を配り歩いて、自分のことを知ってもらうよう続けたら、徐々に周囲や上司の評価が上がっていきました。

もっとモテたければ、どうしたらモテるのかを研究して、そのようにすればいいのです。

自分のものさしだけで自分を測らず、もっと相手のものさしを意識するようにしましょう。

自分はスゴいと思っていても、相手のものさしで見てみた場合、あなたはそんなにスゴくないという場合が往々にしてあるのですから。

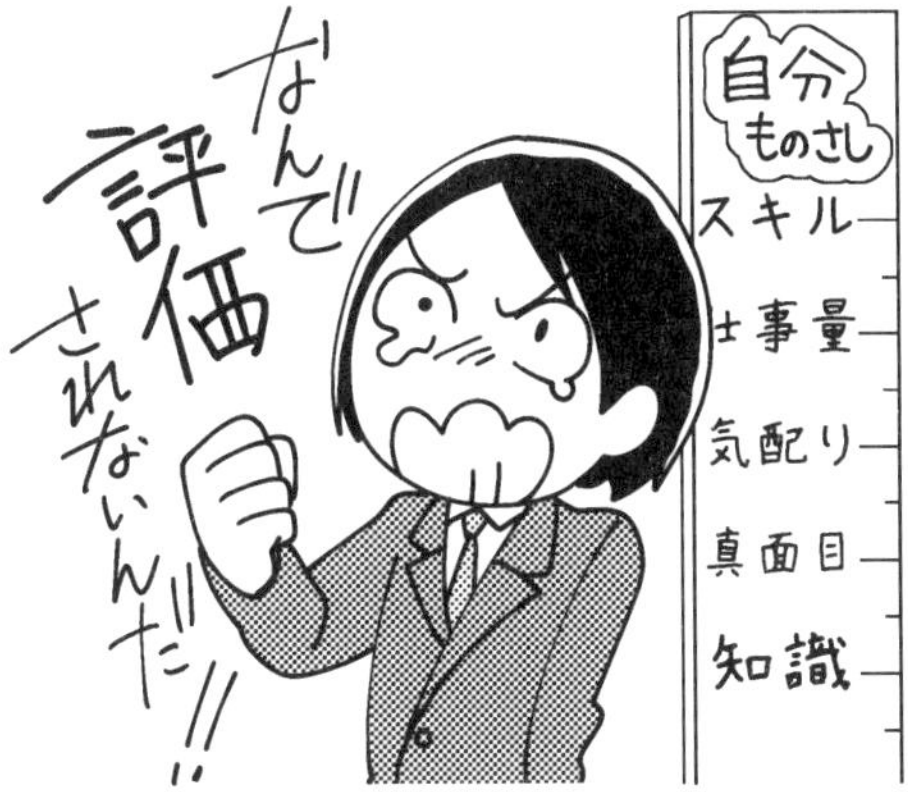

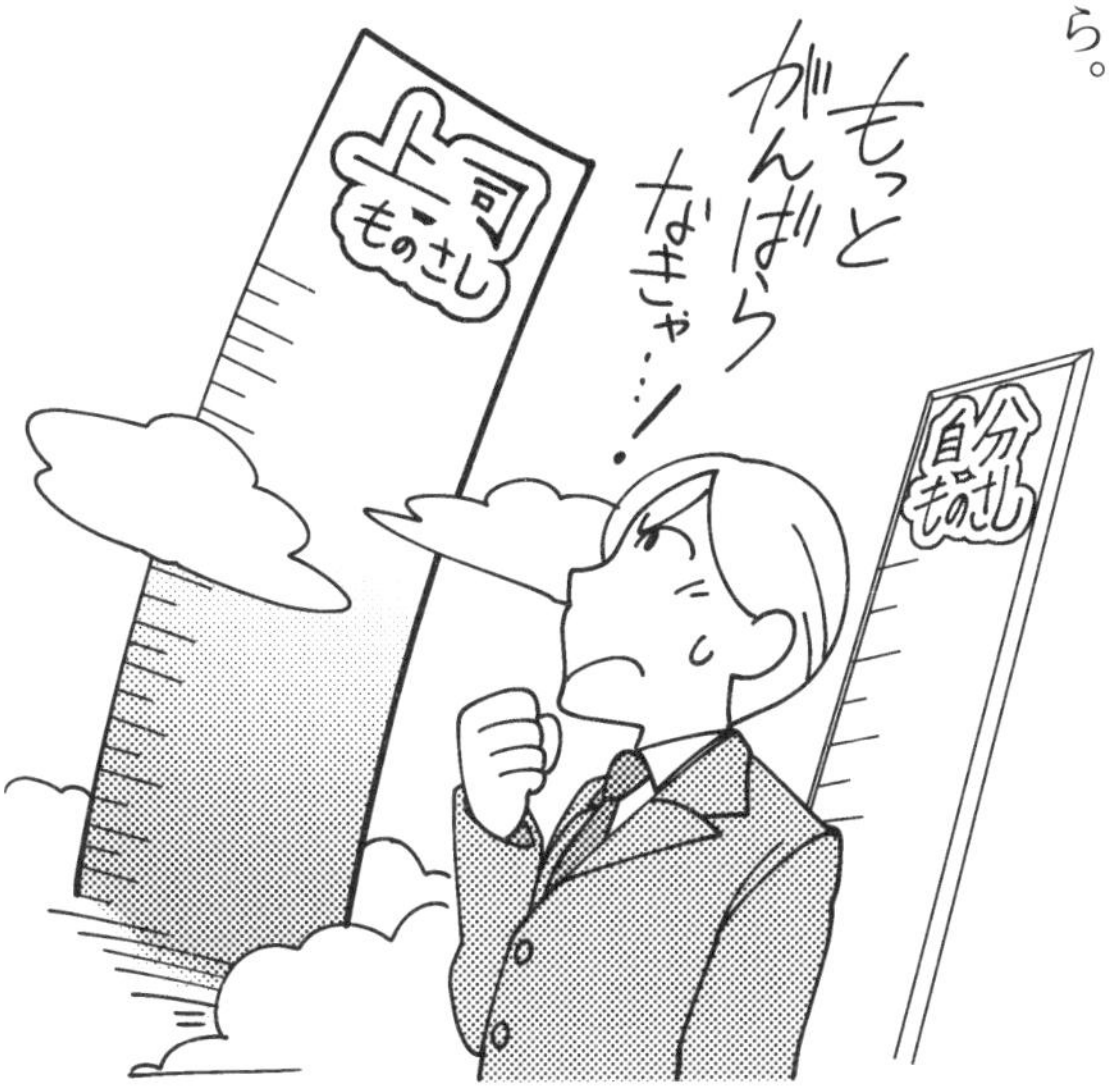

⑨ もしも自分が外国人だったら

上司からガミガミ怒鳴られたりすると、誰でもストレスを感じるものです。それが毎日となれば、ストレスの大きさは相当なものでしょう。

真面目な人の中には、心が折れてしまう人もいるかもしれません。

でも、そんなストレスを少しでも減らす方法があります。

それは、「真正面から受け止めない」ということです。少し視点を変えてみることで、ストレスを減らすことができるのです。

じつは、世の中にはただ単に何かを言いたいだけ、怒りたいだけという人がたくさんいます。

もしかしたら、あなたの上司もそのタイプかもしれません。

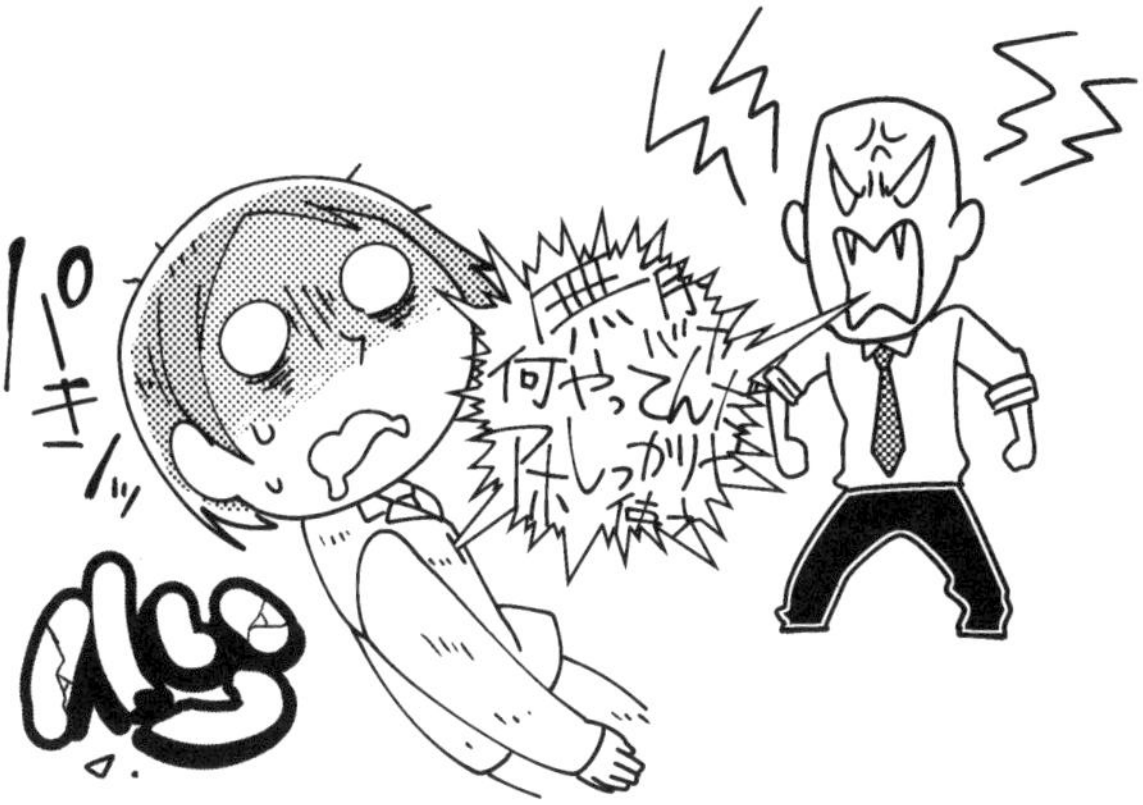
パキーンッ
何やってん
しっかり

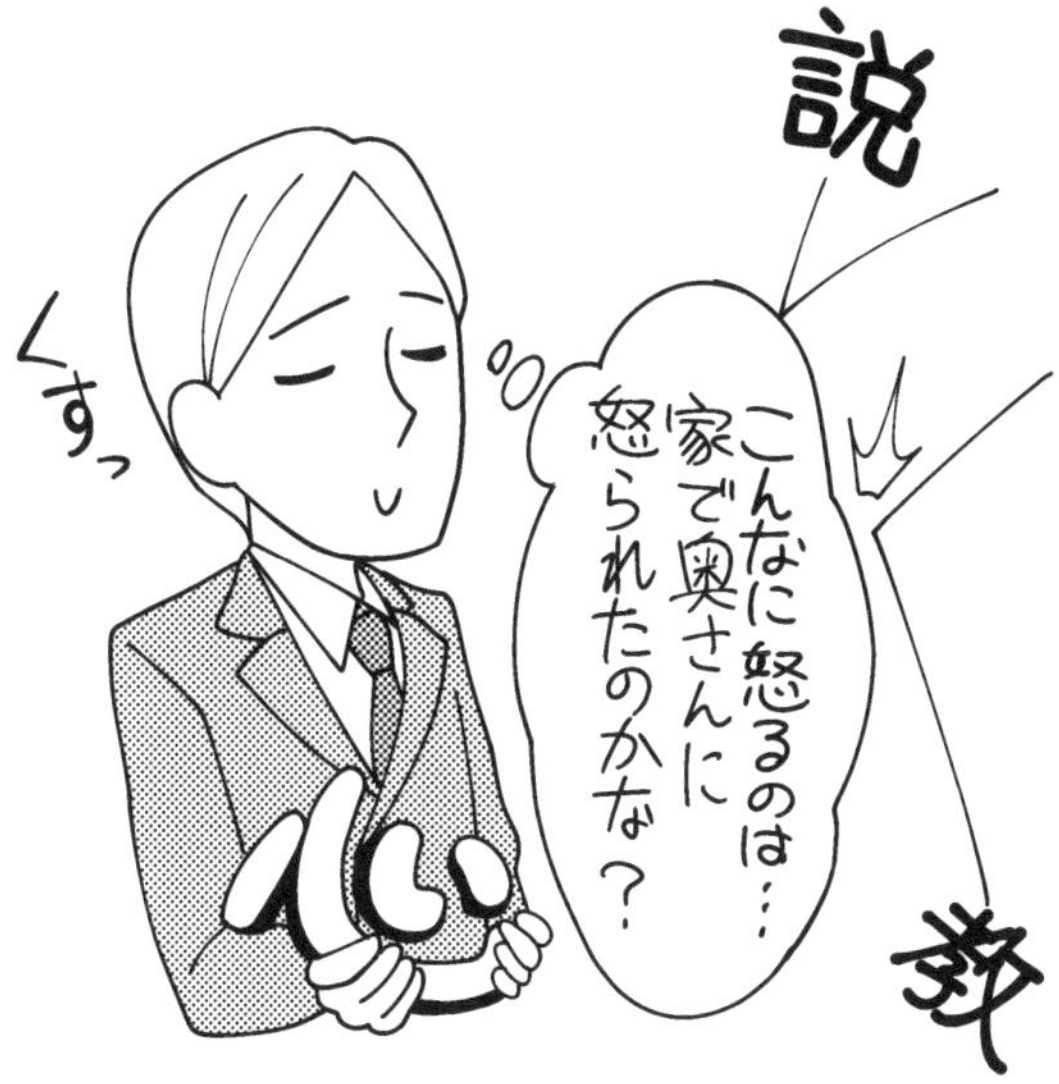
説
教
くすっ
こんなに怒るのは…家で奥さんに怒られたのかな？

仮にそうではなかったとしても、心の中でそのタイプかもしれないと思う分には何も問題ありませんので、怒られている間はそう思うようにしてください。

そうすれば、「上司の話をまともに聞かなければいけない」という気持ちが薄れますので、上司の話を上の空で聞くことに対する罪悪感がなくなります。


そして、上司の話が終わるまでの間は、別のことを考えてみるのです。

たとえば、「こんなに怒るのは、家で奥さんに怒られたからかな？」とか、「もし自分が日本語の通じない外国人だったら、どう感じるだろう？（理解できませんね）」といったことを想像してみましょう。

そうすると、気持ちがかなりラクになるはずです。


怒られているのに、別のことを考えるのは不謹慎だと思う人もいるかもしれませんが、真正面から受け止めて心が折れてしまうよりはいいのではないでしょうか。

もしあなたが「怒られているときは、真面目に聞かなければいけない」というものさしを持っているとしたら、いますぐ捨ててしまいましょう！

第3章

【お金】
給料は「上がる」ものではなく「上げる」もの

①老子の教え〜「もらう」から「稼ぐ」に！

人に授けるに魚を以ってするは、漁を以ってするに如かず。

これは老子の有名な言葉なので、ご存じの方も多いのではないでしょうか？

意味は、「貧しい人に魚を与えれば、その人は1日は食料に困らないけれども、魚の獲り方を教えてあげれば、その人は一生食うに困らない」です。

私がこの言葉を聞くたびに思うのは、多くのサラリーマンは「魚を与えられる人」になっているのではないかということです。

つまり、会社から給料をもらっているだけで、自分で稼ぐ方法を知らないということです。

だから、残業がなくなって給料が減ったり、不況でボーナスが出なくなったり、会社が倒産して給料がゼロになったりしたときに、どうしていいか分からずオロオロしてしまうのです。まるで魚がもらえなくなった人のように。

じつは、私もサラリーマン時代に突然、給料が下がった経験があります。

最初は営業から違う部署に異動になり、インセンティブ（報奨金）がなくなって、給料が5万円くらい下がりました。

このとき私がどうしたかというと、給料を上げるのは難しいので、下がった分を自分で何とかして稼ぐしかないと思い、ヤフーオークションで家の中にある不用品を販売することにしたのです。

ヤフーオークションで、落札、購入したことはありますが、出品ははじめてでした。

カナダで購入し数年間使っていないローラーブレード、イヤーパッドの破れたヘッドフォン、昔使っていたＰＨＳや携帯電話など、１日集中してまとめて出品してみたら、これまで売れないと思っていたものが、すべて高値で落札され、すぐに月５万円くらいは稼げるようになったのです。

「もらう」から「稼ぐ」に考え方を変えた瞬間から、見える世界が変わりました。自宅にあった不用品をヤフーオークションで売るだけでなく、売れそうな商品を紹介して稼ぐ（アフィリエイト）から、さらに売れそうな商品を仕入れて転売するという方法を知りました。実際に試してみたところ、なんと3カ月で100万円もの大金を稼ぐことに成功したのです。

ところが、それから転職して、年収は少しずつ上がっていたのですが、1年後には、今度は手取り額が一気に15万円も下がりました。

このとき、私は結婚していて、子どももいて、家のローンもあったので、このままではヤバイ。このままこの会社にいて、家のローンを払い続けていくのは大変だ。自分で稼ぐしかないと思い、会社を辞めて独立する道を選んだのです。

その後、これまでの自分のキャリアを活かして、ネットショップ向けのECコンサルタントとなり、いまでは数多くのクライアントをもつに至りました。

いまは自分の得意なことでお金を稼ぐことができる時代です。

私が最初にやったように、ヤフーオークションで不用品を売ってもいいし、「クラウドワークス」や「ランサーズ」のような仕事のマッチングサイトに登録して土日だけ別の仕事をするという方法もあります。

稼ぐ気になれば、稼ぐ方法はいくらでもあるのです。

お金がないことでストレスを感じてイライラするくらいなら、お金に対する考え方を「もらう」から「稼ぐ」に変えてみてください。

ひとたび「自分でお金を稼ごう」というアンテナが立ったら、インターネットでいろいろなサイトを見ていても、本屋で雑誌を立ち読みしていても、「稼ぐ」情報が目に飛び込んでくるようになり、いろいろな稼ぎ方が見えてくるはずです。

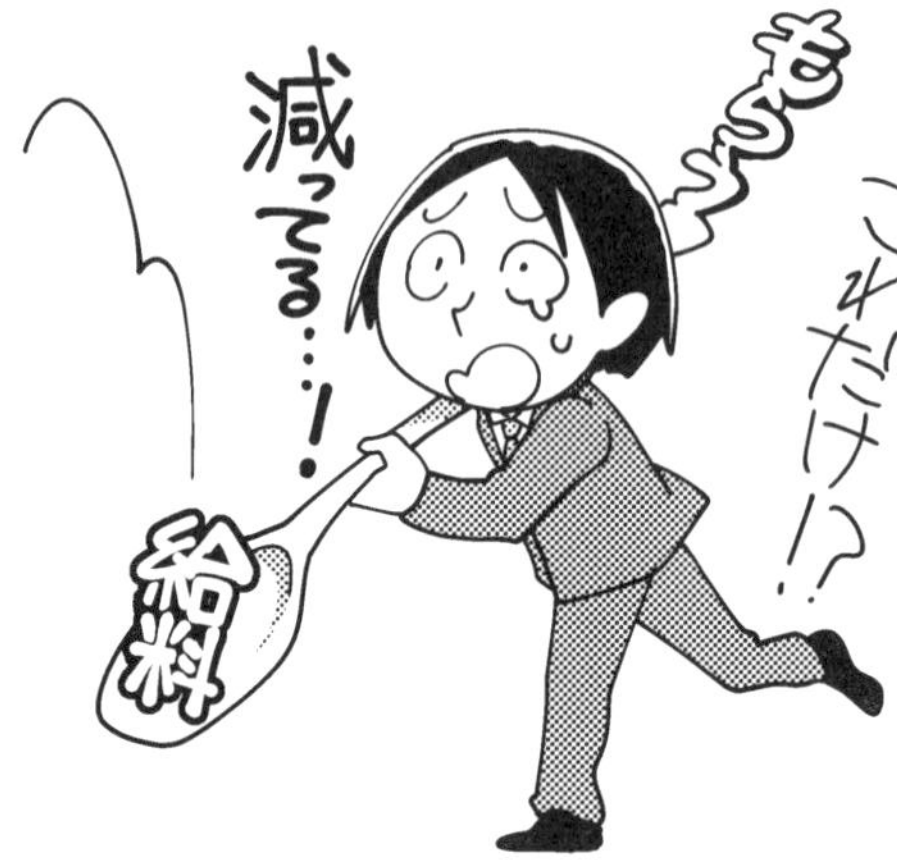
もう〜
これだけ!?
減ってる…!
給料

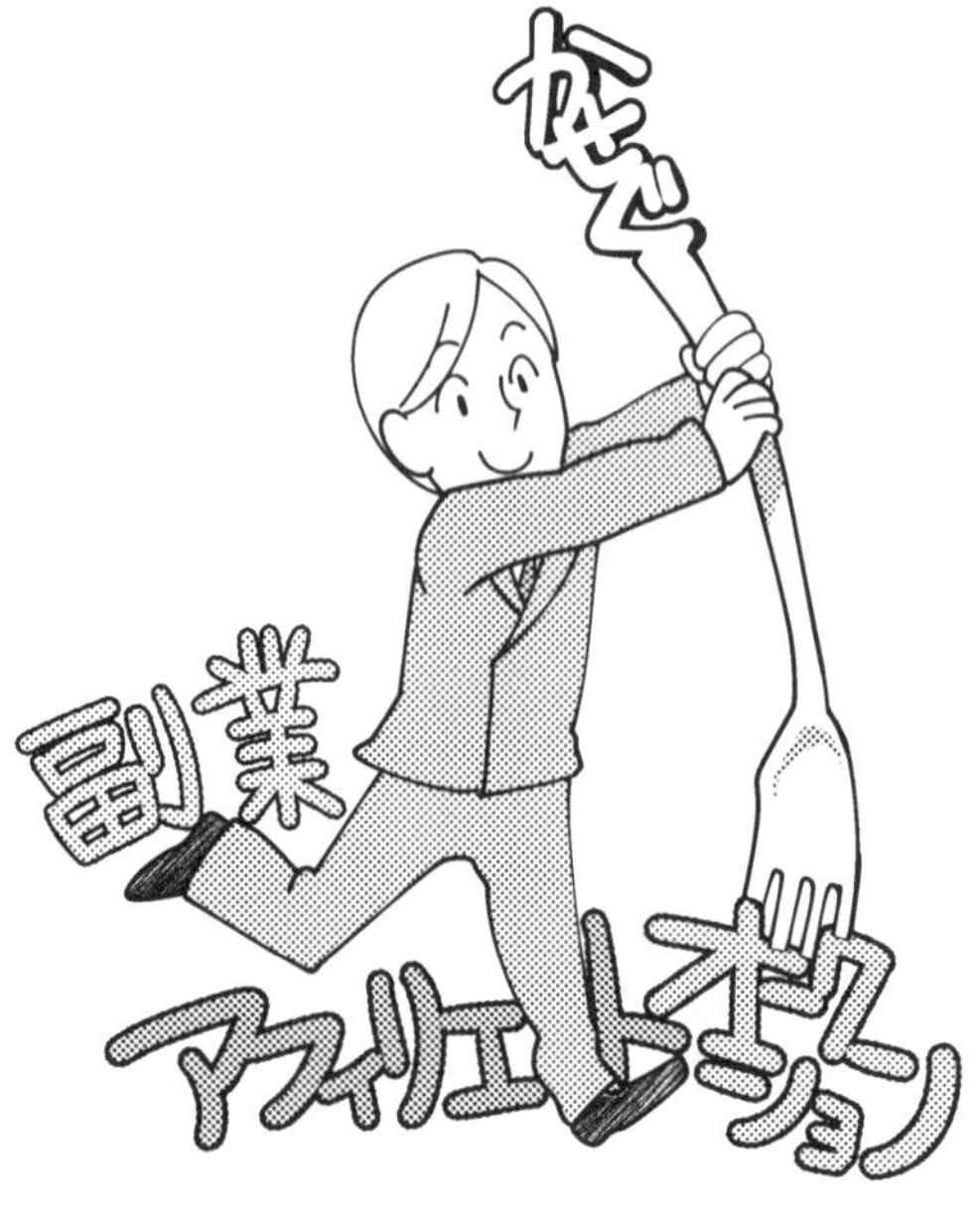
稼ぐ
副業
アフィリエイト
オークション

② 給料は「上がる」ものではなく「上げる」もの

世の中には、給料は自然に上がっていくものだと思っている人もいるようです。

しかし、かつての高度成長の時代ならまだしも、いまの時代は毎年定期昇給することも、年功序列で給料が上がっていくこともない会社のほうが多いでしょう。

自分が給料を払う立場の社長になってみて分かりましたが、会社としては人件費を少しでも安く抑えたいので、こちらから積極的に社員の給料を上げてあげようとは思えないのです。

また、社員がいまの給料に不満を感じているのかどうかも分かりませんので、社員のほうから「もっと給料を上げてください」と言ってもらわないと気付かない。言われてはじめて考えることになります。

ですので、まずは「給料は自然に上がっていくもの」という幻想的なものさしは捨てて、「給料は自分で上げるもの」というものさしにもち替えてください。


では、給料を上げたければ、どうすればいいのか？

それは、自分のほうからアクションを起こすしかありません。

たとえば、直接上司に「もっと給料を上げてください」と直談判するのも一つの方法ですし、自分ががんばっていることや成果を上げていることを上司にアピールするのもいいでしょう。

上司と飲みに行ったりして、好かれる努力をするのも一つの手かもしれません。


ただし、どれもすぐに結果が出るものではありません。

上司に今日言ったからといって、来月から上がることはあり得ません。

すぐに収入を増やしたい場合は、自分で稼ぐことができないか、まず考えてみましょう。

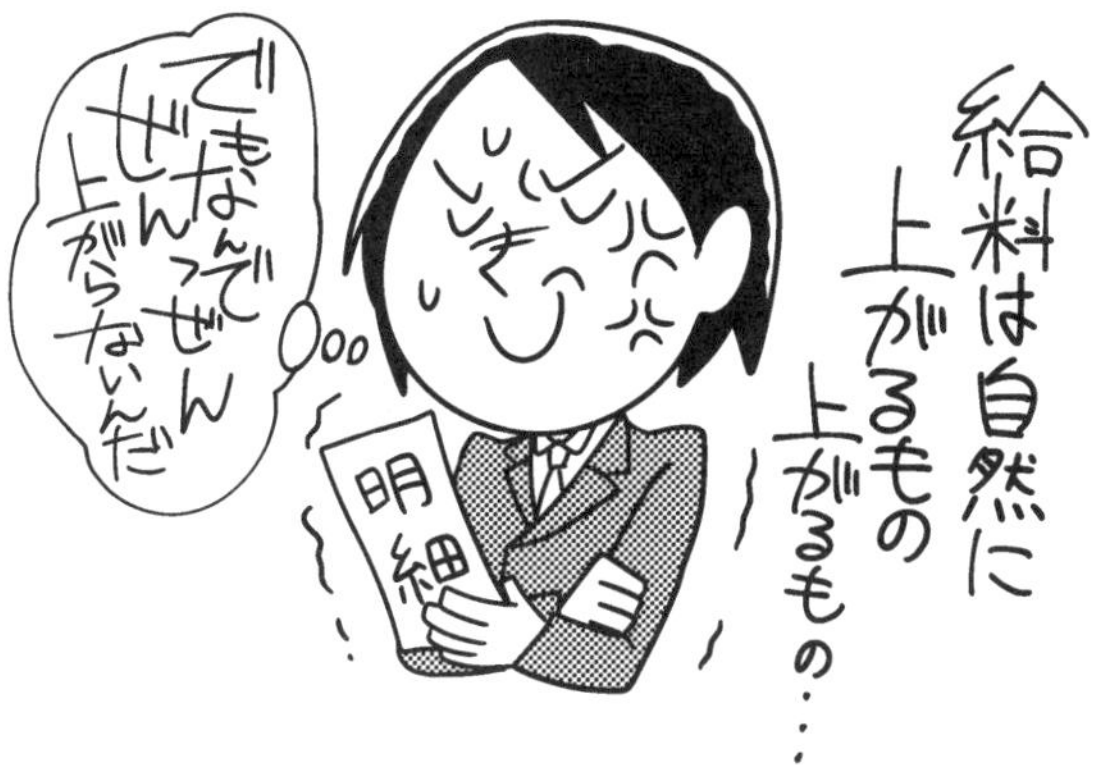
給料は自然に上がるもの
上がるもの・・・
でもなんでぜんっぜん上がらないんだ
明細

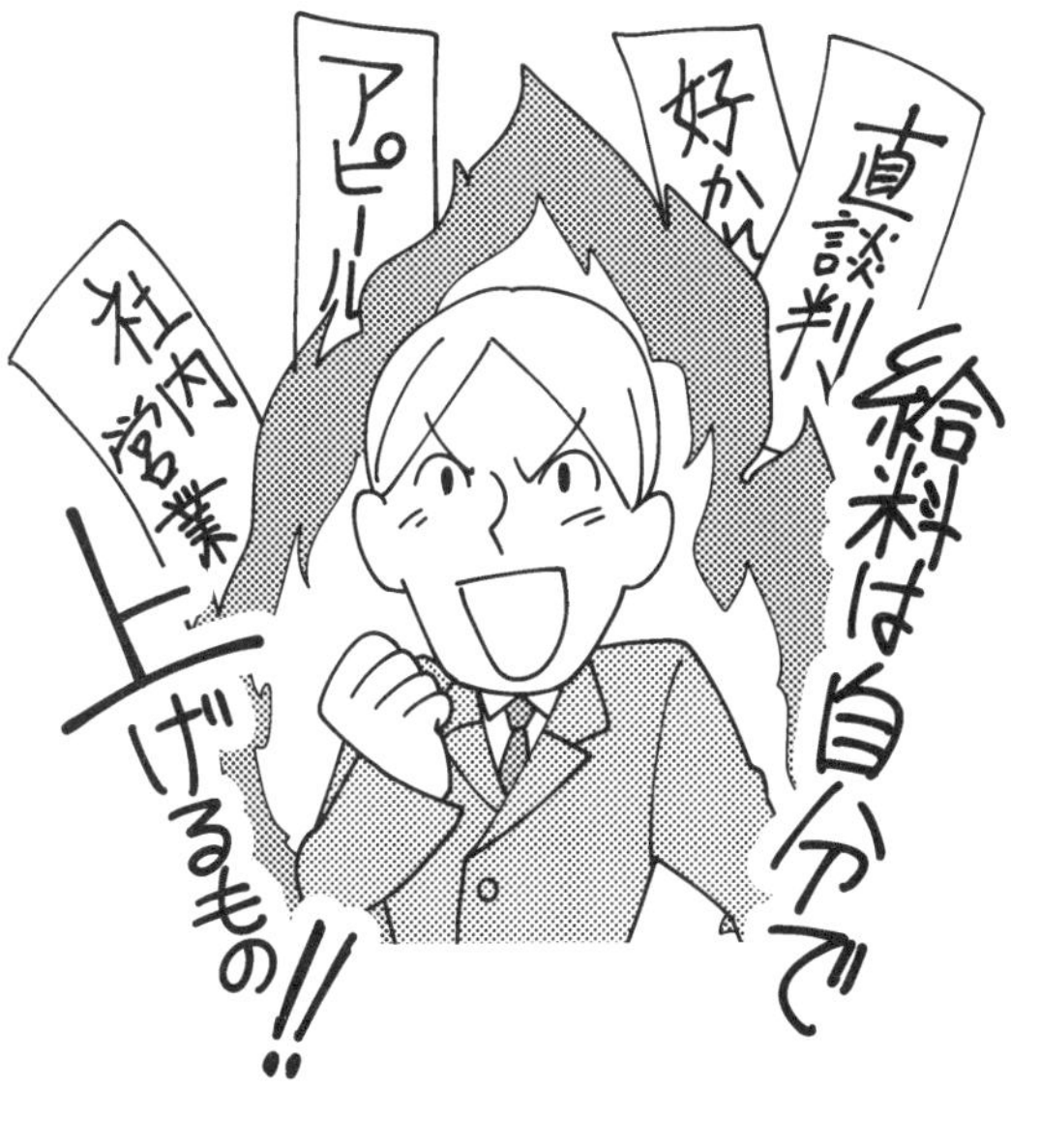
直談判
好かん
アピール
社内営業
給料は自分で
上げるもの!!

③ 泥棒に盗まれないものをもっていますか？

家のカギをかけたかどうか心配になって、慌てて確認しに戻った経験はありませんか？泥棒に入られたら、家の中にある金品が盗られてしまいます。

でも、いくら凄腕の泥棒でも絶対に盗めないものがあります。

それは、あなたの頭の中にある知識や情報、スキルといったものです。
現金やモノは泥棒に盗まれる心配がありますが、頭の中にあるものは盗まれる心配はありません。

ですので、同じ投資をするのであれば、モノではなく、知識や情報、スキルといったものに投資をしておいたほうがいい。
無駄遣いをしてお金を浪費することは論外ですが、若いうちはお金を貯めるよりも、さらにはモノに投資するよりも、自分の能力を高めることに投資することを強くお勧めします。

ちなみに私の場合は、マーケティングに特化したネットショップのＥＣコンサルタントになるために、マーケティング関連の本や教材、セミナーなどにかなりのお金を投資してきました。

その結果、仮にいま、地震で会社が潰れてしまったとしても、すぐにでもビジネスを再開することができる自信がもてるようになりました。また、仮に一文無しになったとしても、ゼロからお金を稼ぐ自信があります。

ここまでくると、お金の不安からくるストレスはなくなります。

ですので、ぜひ自分に投資してください。

いまの時代、スマートフォンやタブレットがあれば、世界中のノウハウや勉強になるコンテンツにいつでもアクセスして、無料で勉強することができます。

大好きな音楽を聴くこともゲームで遊ぶことも楽しいですが、稼ぐために勉強できる道具を常にもち歩いてるのだと思って、ぜひ明日から勉強に活用してみてください。

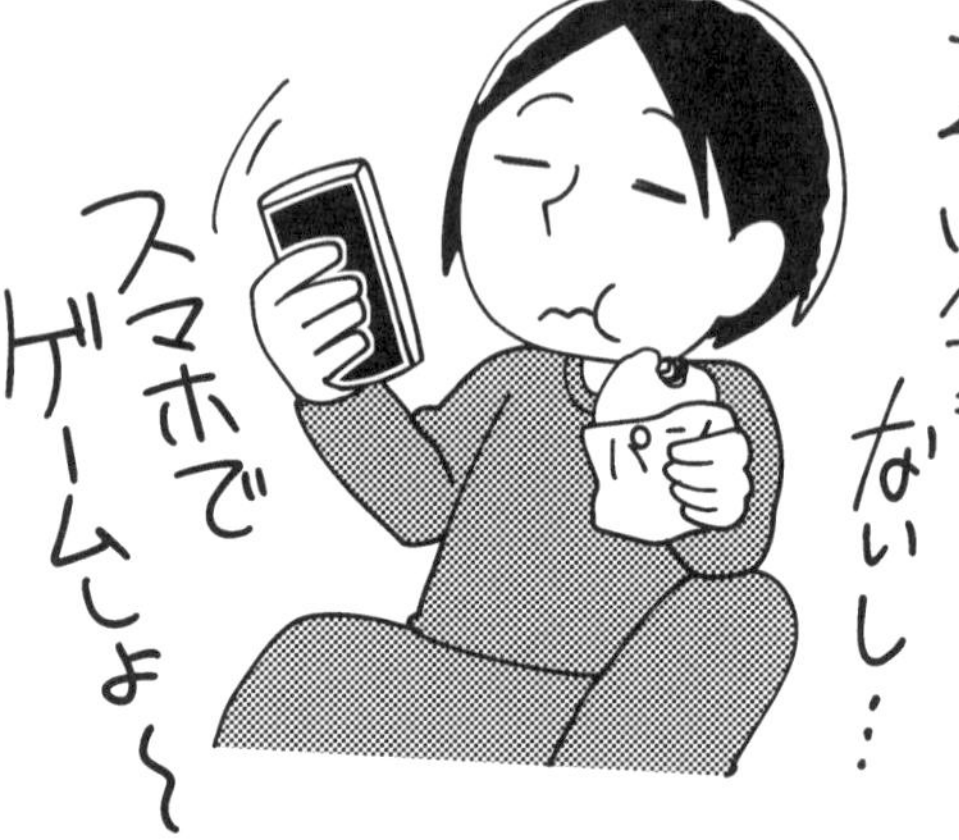
遊ぶ金もないし…
スマホでゲームしよ〜

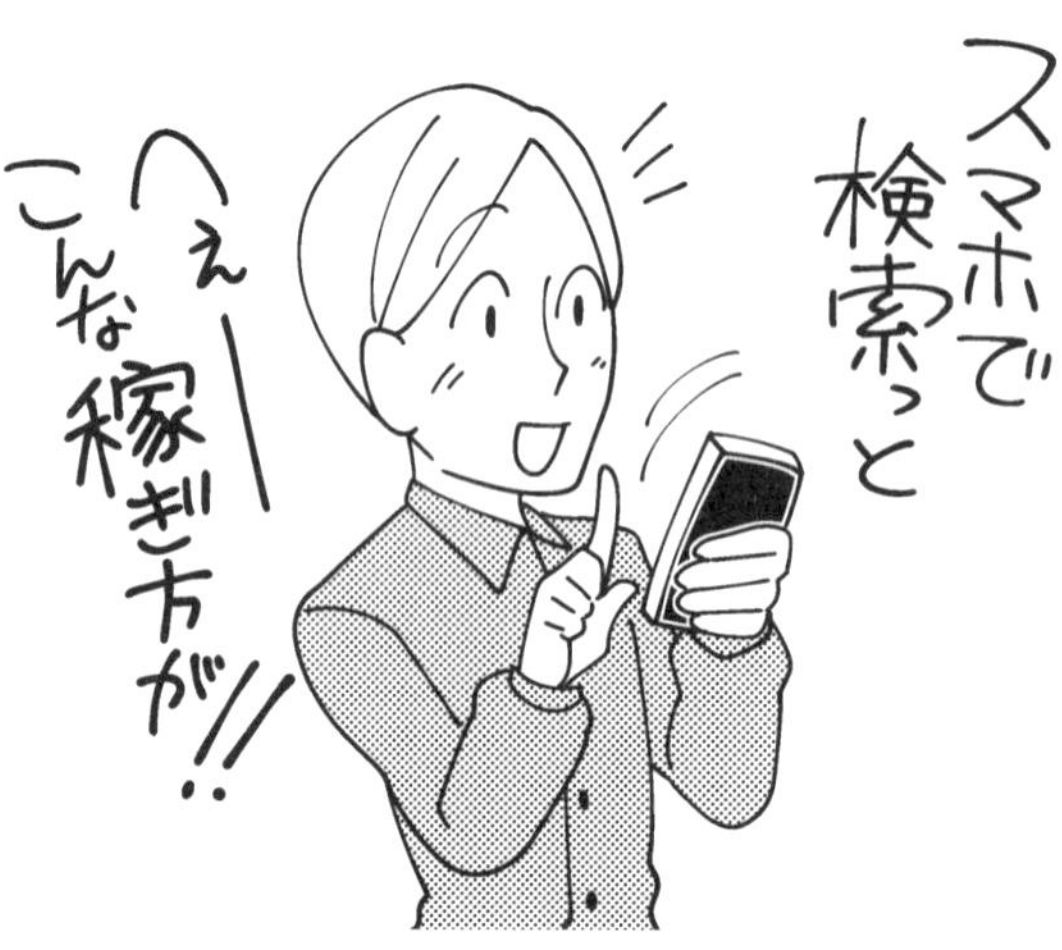
スマホで検索っと
へぇ―こんな稼ぎ方が!!

④ 時給300円を100万円にした人の話

私の知り合いに、都内で整骨院を経営している整体師の先生がいます。

その先生は「腕がいい」と評判で、毎日、腰や肩に痛みを抱えたおじいちゃんやおばあちゃんたちがたくさん通ってきます。

ただ、開業当初から保険治療を行っているため、1回施術を行っても、患者さんからもらえる治療費はわずか300円なのです。


ところが、その先生が自分のブランド力を上げるために、本を出版しました。

そして、ちょっとオシャレなサロンを開き、保険治療ではなく自由診療だけにしたことで、1回の治療費を8400円にすることに成功。

治療費は、なんと28倍に跳ね上がったのです。

それでも、患者さんはたくさん来るようで、いまでは電話予約をしても、予約が取れるのは1週間も2週間も先になってしまうこともあるのです。

このように、ブランド力を上げれば、商品・サービスの価格を桁違いに上げることができてしまうのです。

さらに、この先生の場合は、これだけにとどまりませんでした。

なんと、8400円の整体治療が、120倍の100万円に跳ね上がったのです。

保険治療の3000円と比較したら、3000倍以上です。

そのチャンスとは、私がビジネスをしているドバイで巡り合ったそうです。

ドバイのある富豪に呼ばれて、その先生がドバイまで出向き、その富豪に1回治療を行ったところ、ほんの1時間で腰痛や肩凝りが治り、治療費として100万円をもらったというのです。

しかも、ドバイのほかの富豪たちから「次はいつ来るのか?」と聞かれ、中には「できれば毎月来てくれ」と懇願してくる富豪もいたそうです。

このように、まったく同じサービスでも、場所と対象者を変えるだけで、価値が300倍にアップする可能性があるのです。

あなたのサービスは、本当はものすごい価値をもっているかもしれません。

それに気がついていないのはあなただけなのです。

どんな商品・サービス・ノウハウを、どこで、誰に、いくらで売るかを、もう一度考えてみてください。

そうすることで、あなたの価値は3000倍になるかもしれないのですから。

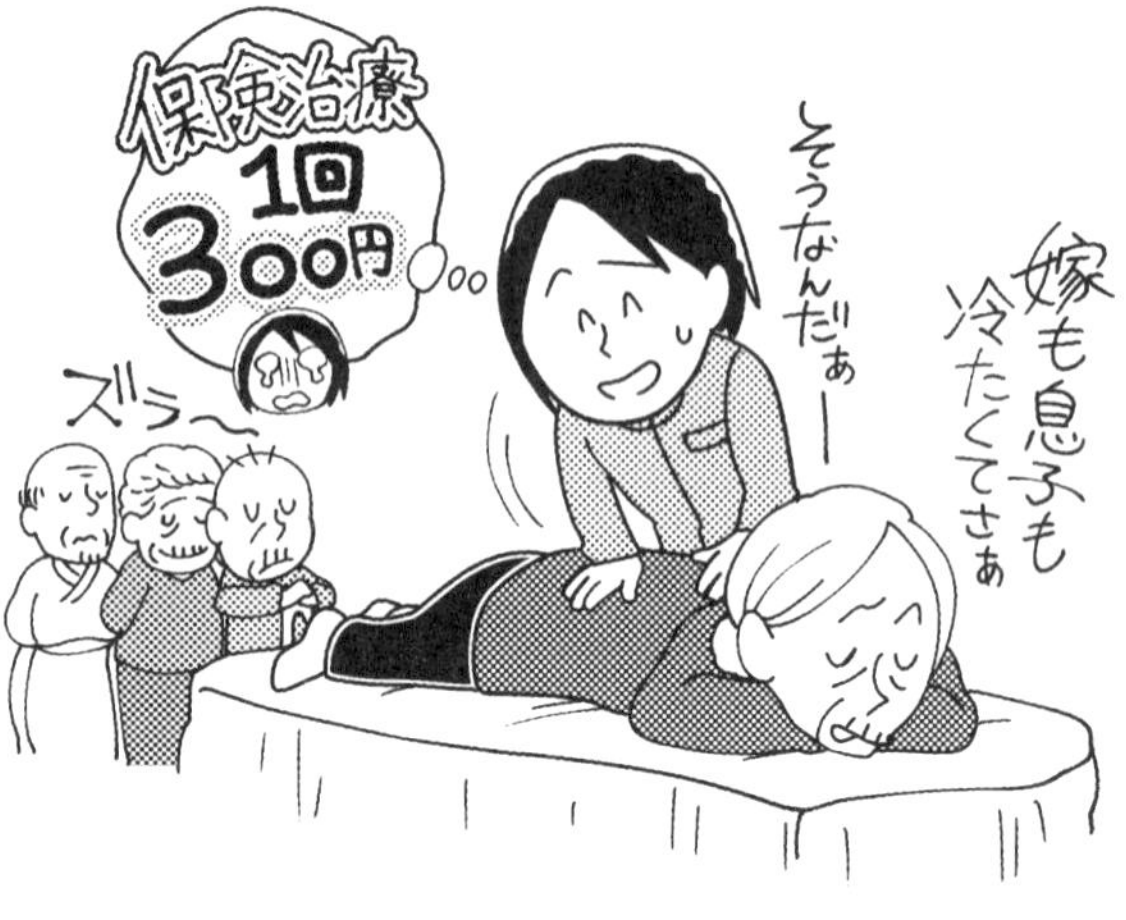
保険治療
1回
300円
ズラ〜
そうなんだぁー
嫁も息子も冷たくてさぁ

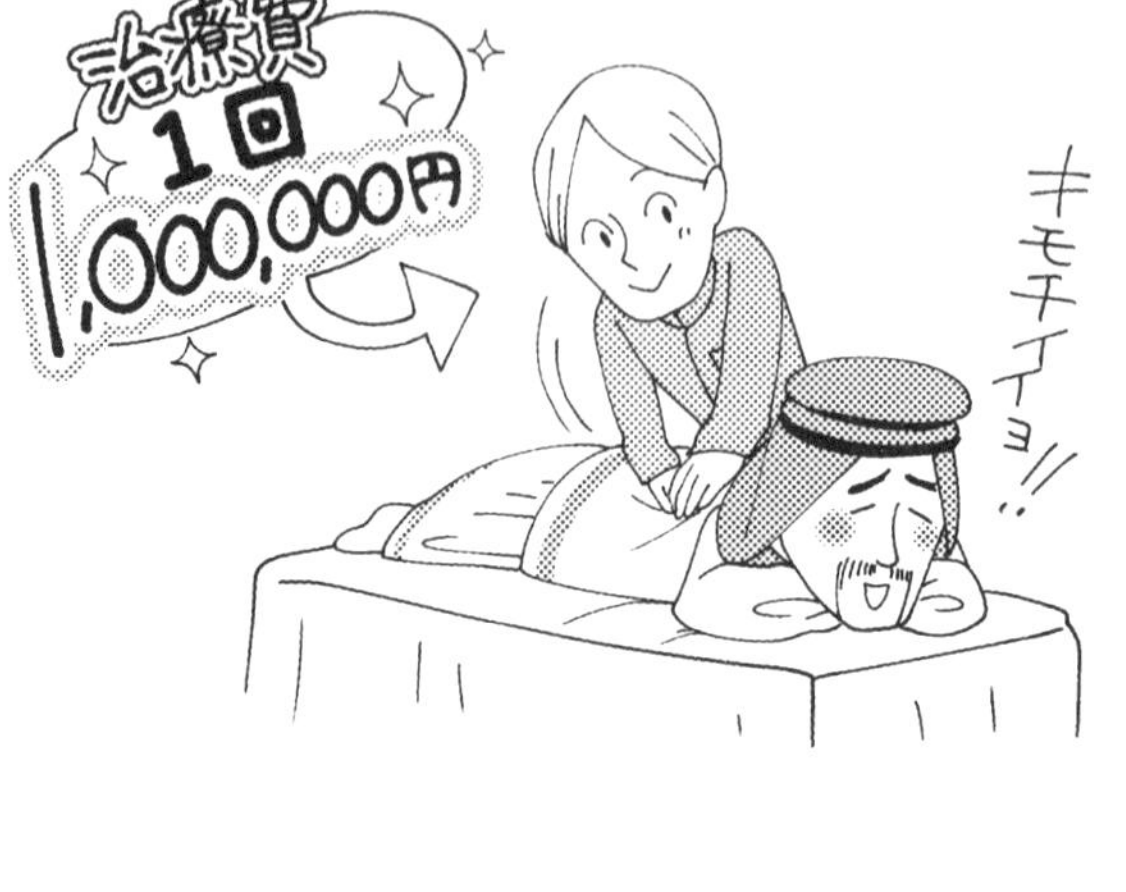
治療費
1回
1,000,000円
キモチイイヨ!!

⑤ 小銭は集めるな！

ちょっと想像してみてください。

あなたの家から歩いて3分のAスーパーには、卵が1パック110円で売られています。

一方、あなたの家から車では30分かかるBスーパーの卵は1パック98円です。

さて、あなたはどちらのスーパーに卵を買いに行きますか？

遠いけれど12円安いBスーパーに買いに行くと思った方は、残念ながらお金持ちにはなれません。

では、これはどうでしょう？

あなたはスーパーなどで買った商品が合っているかどうか、いちいちレシートをチェックし、その後、家計簿を細かくつけていますか？

ＹＥＳと答えた方も、残念ながらお金持ちにはなれません。

なぜなら、小銭をいくら集めても、大きなお金にはならないからです。

もちろん、これらの行為を否定するわけではありません。しかし、これらの行為からは大きなお金は生まれてこないのです。

遠くのスーパーに行く時間があるなら、細かく家計簿をつけて「今月も赤字だ～」とため息をついている時間があるなら、その時間でお金を稼いだほうが、よほどお金が貯まります。

こういう人たちは、「お金をもらう」とか「損をしたくない」という考え方に囚われていて、「お金を稼ぐ」という発想がありません。

たとえば、12円安い卵を買うために、わざわざ往復1時間かけて遠くのスーパーに行くくらいなら、時給８００円のパートやアルバイトをして稼いだほうが、よほどお金が貯まるわけです。

外に働きに出られないとしても、内職という方法もありますし、ヤフーオークションで不用品を売ってお金に換えるという方法もあります。

お金のストレスから解放されたければ、あなたの時給はいくらで、「どうやったら時給を上げることができるのか？」という発想で、あなたの時給単価を最大化する方法を考えてみましょう。

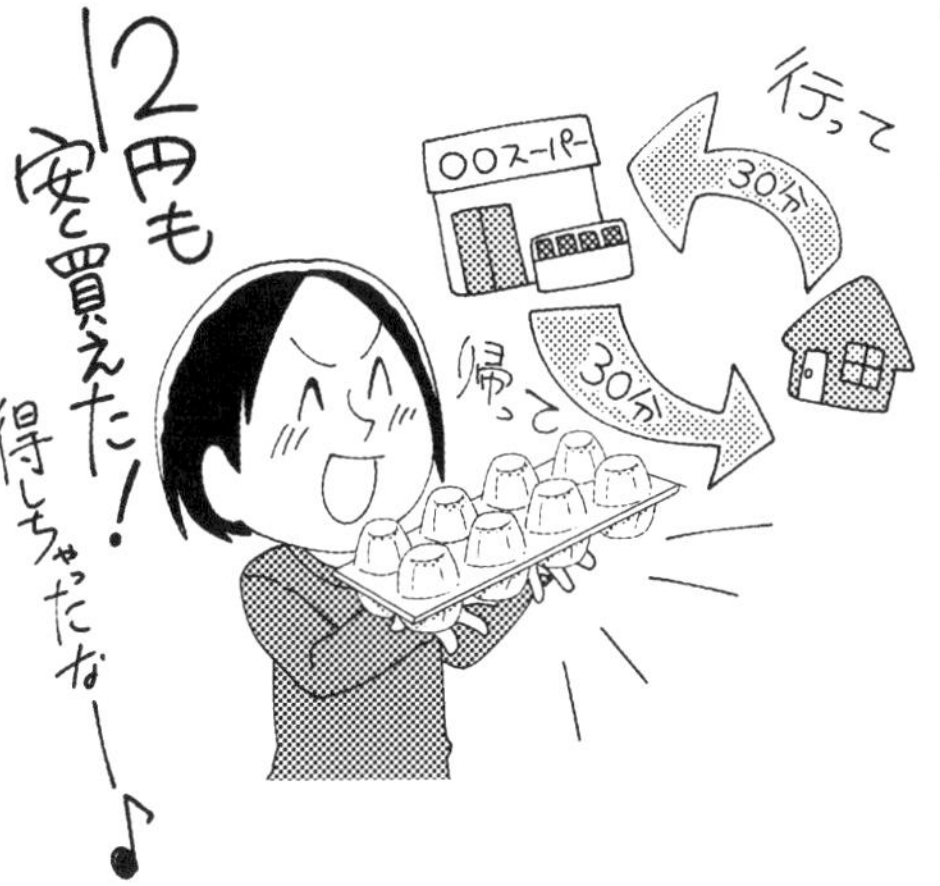
行って
30分
○○スーパー
帰って
30分
12円も安く買えた！
得しちゃったなー♪

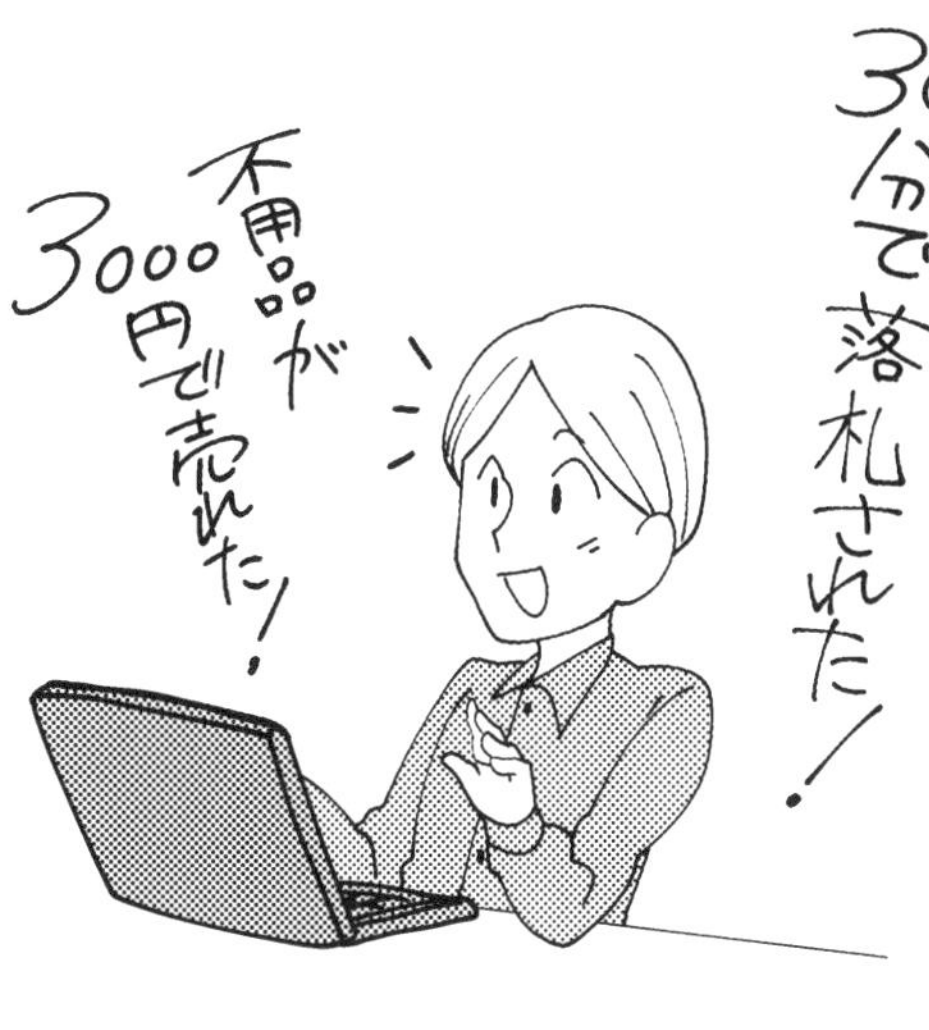
30分で落札された！
不用品が3000円で売れた！

⑥ 付き合う人が自分を変える

あなたはいまの年収に満足していますか？

もし、あなたが「満足していない」「もっと稼ぎたい」と思っているのであれば、付き合う人を変えることをお勧めします。

なぜなら、年収というのは、どういう人たちと付き合っているかで決まるものだからです。

「そんなバカな？」と思った人は、いまあなたが親しく付き合っている人を5人、思い浮かべてみてください。

そして、その5人の年収を全部足して5で割ってください。正確な年収が分からない人はだいたいで結構です。

いくらになりましたか？

おそらく、あなたのいまの年収に近い金額になったのではないかと思います。

したがって、もしあなたがいまよりもっと年収を上げたいと思うのであれば、あなたよりもたくさん稼いでいる人たちと付き合えばいいのです。

医者の子どもが医者になったり、芸能人の子どもが芸能人になったりするのは、よく聞く話だと思いますが、これは親をはじめ同じ職業の人が周りにたくさんいることで、子どもも医者や芸能人になる方法を知っているからです。

だから、あなたが社長になりたければ、社長と付き合えばいいし、起業して成功したければ、すでに起業して成功している人たちと付き合えばいいのです。

実際、私もサラリーマンを辞めて起業するときは、セミナーなどで知り合った成功している起業家たちと付き合うようにしました。

その結果分かったことは、彼らはすでに起業を経験しているので、私の分からないことに対する答えはすべてもっているということでした。

会社を設立する際、税理士さんを紹介してくれたのも彼らです。

また、私も会社を辞めて起業することに対して漠然とした不安を抱えていたのですが、彼らといろいろ話すうちに、その不安も消えてなくなりました。


もし、いま、あなたが親しい友人たちとの付き合いにストレスを感じているとしたら、その人たちとの距離を一度あけてみてください。そのグループを卒業して、あなたが目指すステージにいる人たちと付き合うタイミングなのかもしれません。

思い切って環境を変えてみましょう。


新たな環境に慣れるまではストレスを感じるかもしれませんが、そのストレスは自分が成長するための「成長痛」のようなものです。

それを乗り越えれば、そこにはあなたの目指す未来が待っているのです。

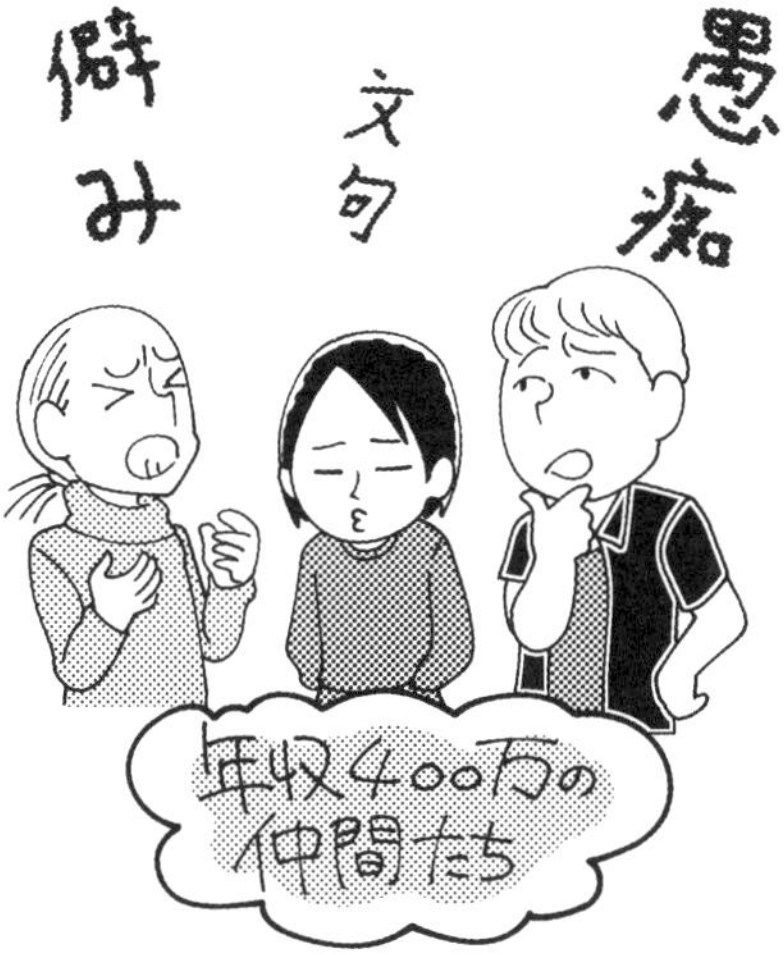
愚痴
文句
僻み
年収400万の
仲間たち

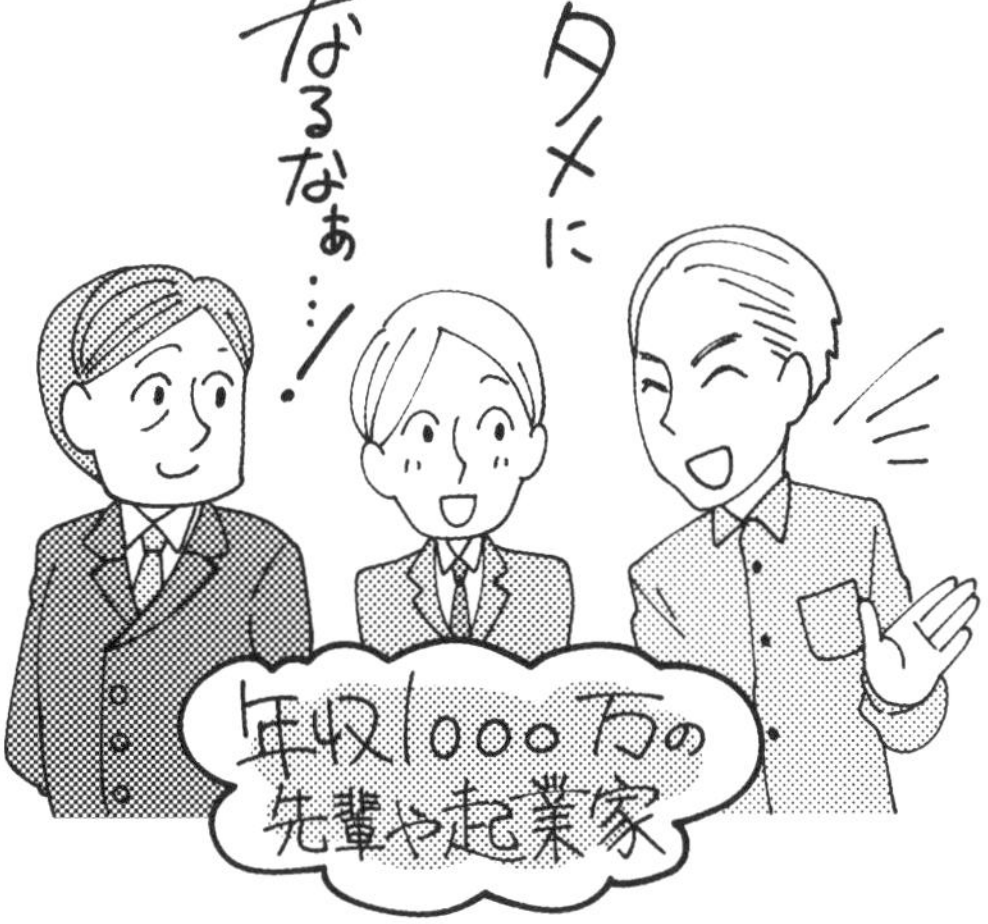
ダメに
なるなぁ…!
年収1000万の
先輩や起業家

⑦ 自分がもったことのないお金は稼げない

あなたは100万円の札束を実際にもったことがありますか？

もったことがない人は、月収100万円を稼ぐのは難しいといえるでしょう。

なぜなら、実際の100万円の厚さや重さをイメージすることができないからです。

100万円の札束をもったことがなくても、月収100万円を一度でも稼いだことがある人なら、また稼げる可能性はあります。

しかし、まだ一度も月収100万円を稼いだことのない人は、一度100万円の札束をもってみてください。

実際に100万円をもってみて、「これは自分が稼いだ100万円だ。自分は月に10

0万円稼げるんだ！」と、脳をだますことによって、本当に稼げるようになるのです。

じつは、当社では社員全員に100万円の札束を実際にもたせ、100万円が入る長財布をプレゼントして、月に100万円稼げるイメージをもたせたことがあります。

普段からこういうイメージトレーニングをしておけば、潜在意識に刷り込まれて、実現に近づく可能性も高まり、お金のありがたみを感じるようになりますので、おすすめです。

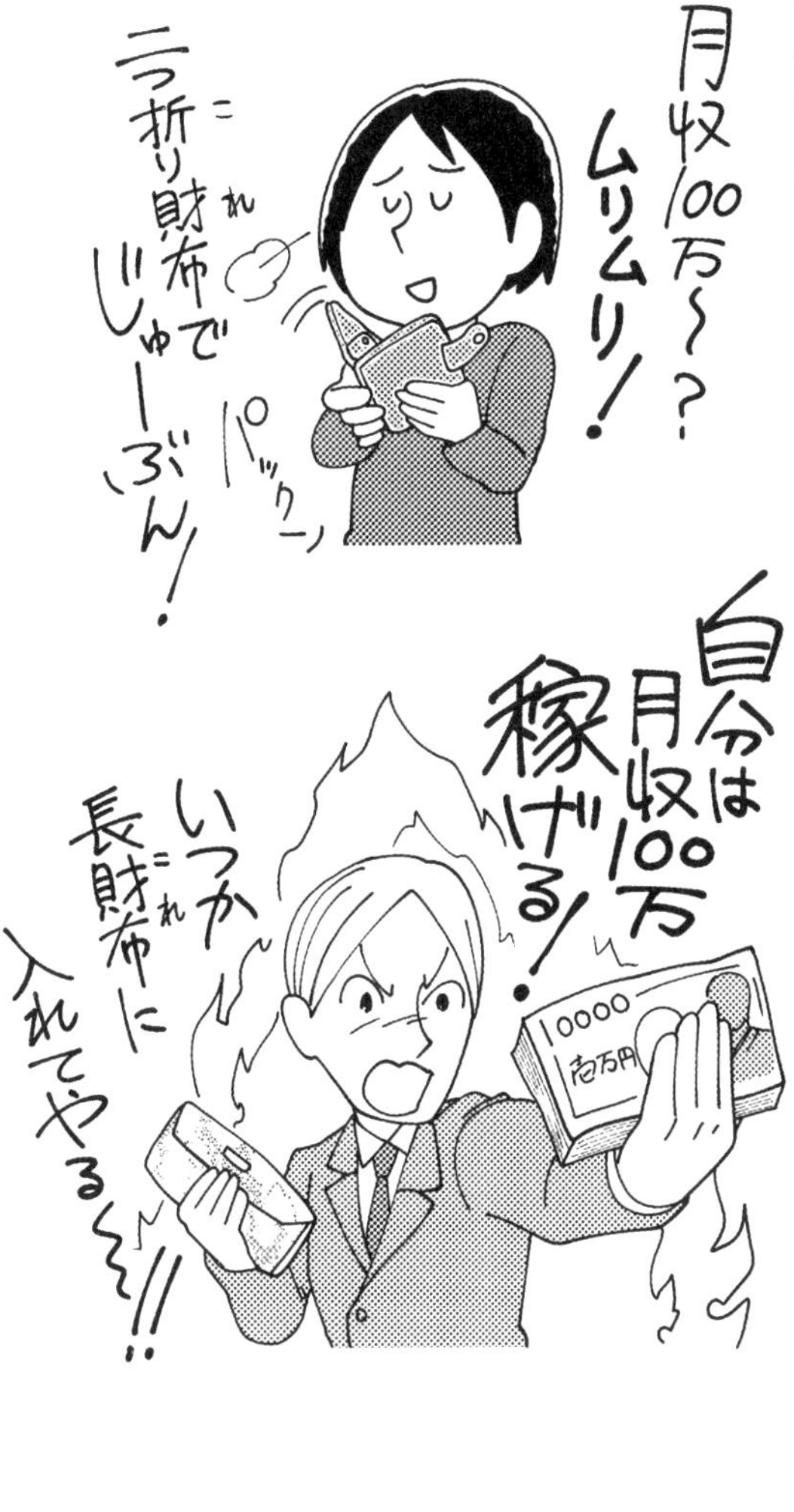
月収100万〜？
ムリムリ！
二つ折り財布《これ》でじゅーぶん！
パックーン
自分は月収100万稼げる！
いつか長財布《これ》に入れてやる〜!!

⑧ 時給6000円は安い⁉ 自分の時給単価はいくら？

近年、10分1000円のカットハウスが増えてきました。

ここで働く理容師や美容師さんの正確な時給は分かりませんが、仮に売り上げがそのまま収入になるとした場合、10分1000円だと、60分で6000円。つまり時給6000円ということになります。

ということは、1日8時間、月に22日働くとして月給は、「6000円×8時間×22日」で105万6000円です。

一見、悪くはない数字だと思うかもしれませんが、これは売り上げ=収入と仮定しての話で、さらにお客さんが毎日毎日ひっきりなしに来た場合の話です。

実際にはそんなことはないでしょうし、家賃や光熱費などの経費もかかりますので、実際の給料はもっと少なくなるはずですが、いずれにしても時給の上限は6000円。

つまり、このやり方をしている限り、時給6000円以上は稼げないわけです。

したがって、もしこの人たちが「時給を6000円以上にしたい」「年収2000万円や3000万円稼ぎたい」と思うなら、いまとは違う発想をする必要があります。時給や月給というものさしを、別のものさしにもち替えなければいけないのです。

たとえば、自分の時間を売るのではなく、自分の技術をもっと高く売るとか、モノを売るとか、情報を売るといったことです。

私はヤフオクで不用品を売って5万円稼いだり、売れそうなものを見つけて転売して3カ月で100万円稼いだりしたことがありますが、これは自分の時間を売ったわけではなく、モノを売ったわけです。

ヤフオクで不用品を売るために使った時間は実質2時間程度だと思いますので、時給換算したら「5万円÷2時間」で「時給2万5000円」になります。

同様に、3カ月で100万円稼いだときも、使った時間は全部合わせても実質10時間程度でしたから、「100万円÷10時間」で「時給10万円」ということです。

また、私の場合、今はセミナー講師としての仕事もあります。

たとえば、参加費3000円で100名集めると、30万の売上になりますから、2時間の講演だと時給は15万円になるわけです。

参加費2万円の2時間セミナーで、50名集めたこともありましたので、その場合は時給50万円です。

ただ、セミナー講師として、毎日8時間、月に20日間も働くことはできませんので、セミナー講師の時給は、これまで自分が稼いだ中で、単価がいちばん高くて、楽しく稼げたものとして、一つの目安にするようにしています。

そうすると、個別のコンサルティングで、1時間あたりの相談料を5万円に設定しても、自信をもって対応できるようになりました。最初は「高すぎかな?」と思いましたが、5万円でも依頼がありますので、今ではこれでよかったと思っています。

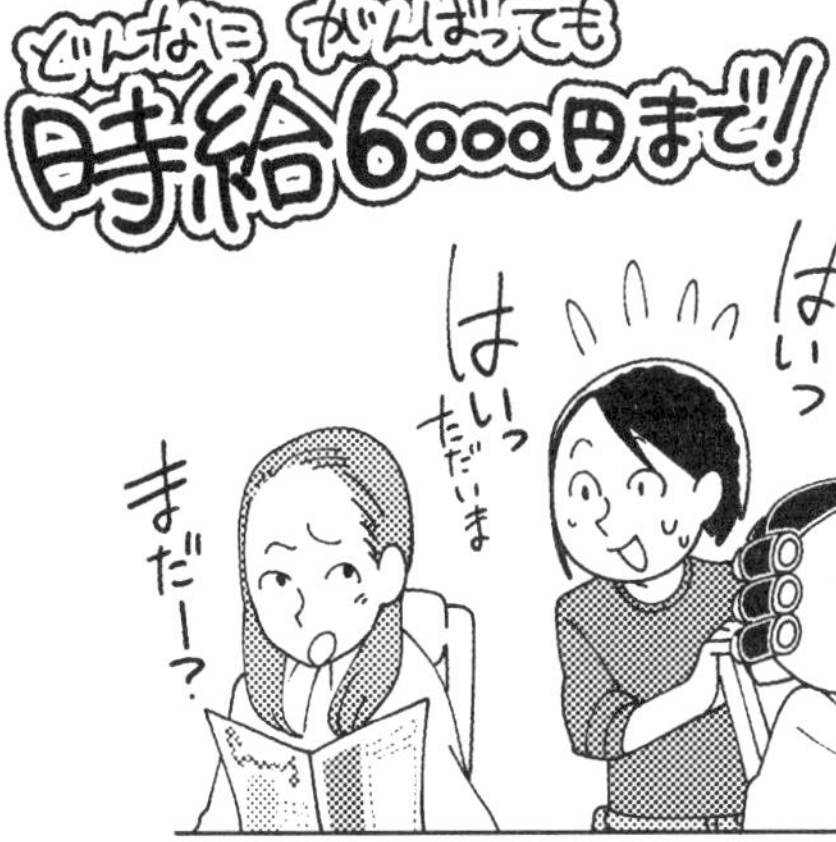
どんなに がんばっても
時給6000円まで!!
はよしてや―
はいっ
はいっ ただいま
まだーっ?

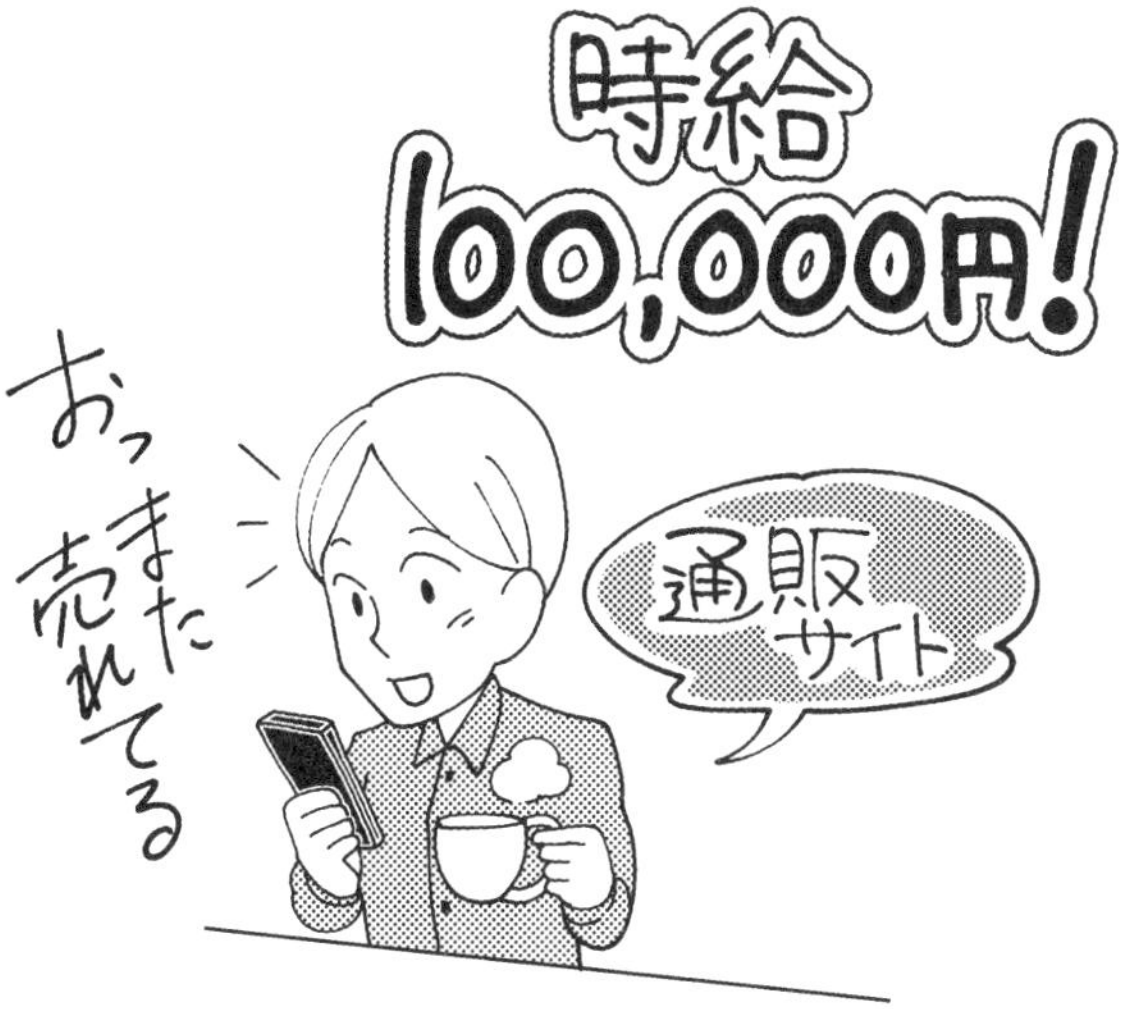
時給
100,000円!
おっ また売れてる
通販サイト

多くの人は、給料をもらうために自分の時間を売っていますが、それには限界があります。しかし、モノを売るという方法であれば、売れるものさえあれば上限はないのです。情報も同じです。

残念に思うのは、昔ＩＴ系の会社でデザインの仕事をしていたという女性が、結婚して子どもが生まれて、社会復帰するときに、スーパーのレジ打ちの仕事をしたりすることです。せっかくスキルがあるのにもったいない。そのスキルがあれば、もっと稼げる可能性があるのに、と思うのです。

仕事のマッチングサイトに登録すれば、どこかの会社に所属しなくても、個人で仕事が取れるのです。

スーパーのレジ打ちも大事な仕事ですが、スキルや経験を生かせる仕事であれば、より効率的に稼げますので、そういうものさしももってほしいと思います。

第4章

【健康】健康にいいものを食べるより、不健康なことをやめる

① 新鮮なものを食べるという優先順位をもつ

「体の調子が悪いのは、どこか悪いのかもしれない……」

「病気になったらどうしよう？」


このように健康に対する不安を抱えている人も多いのではないでしょうか？

ところが、健康に対する不安は感じているのに、食べるものにはあまり気を遣っていない人が多いようです。


私自身、それほど神経質なほうではありませんが、できるだけ新鮮なものやつくりたてのものを食べるよう心がけています。

そのほうが体にいいからです。

あなたはバターとマーガリンの違いをご存じですか？

バターは「動物性」、マーガリンは「植物性」の原料からできています。

また、常温で放置すると、バターは腐るけれど、マーガリンは腐らない。なぜなら、マーガリンには不飽和脂肪酸などの防腐剤が入っているからです。

防腐剤のような添加物は、食品の保存には効果的ですが、体にとってはあまりよくありません。

コーヒーに入れるミルクやデザートに使われるクリームも同様です。

さらに、牛乳などの乳製品も体に合わない方がいます。

健康に良いからと飲み続けても、体調が良くならない方は、体質に合っていない可能性がありますので、無理に飲まないほうがいい場合もあります。


ですので、健康のことでストレスを感じたくなければ、体に悪いものよりも体にいいもの、すなわち新鮮なものやよけいな添加物が入っていないもの、体の調子が良くなるものを食べるという優先順位をもつようにしましょう。

このものさしを意識して行動するだけでも、花粉症などのアレルギーが改善されたという声もありますので、特におすすめしたい習慣です。

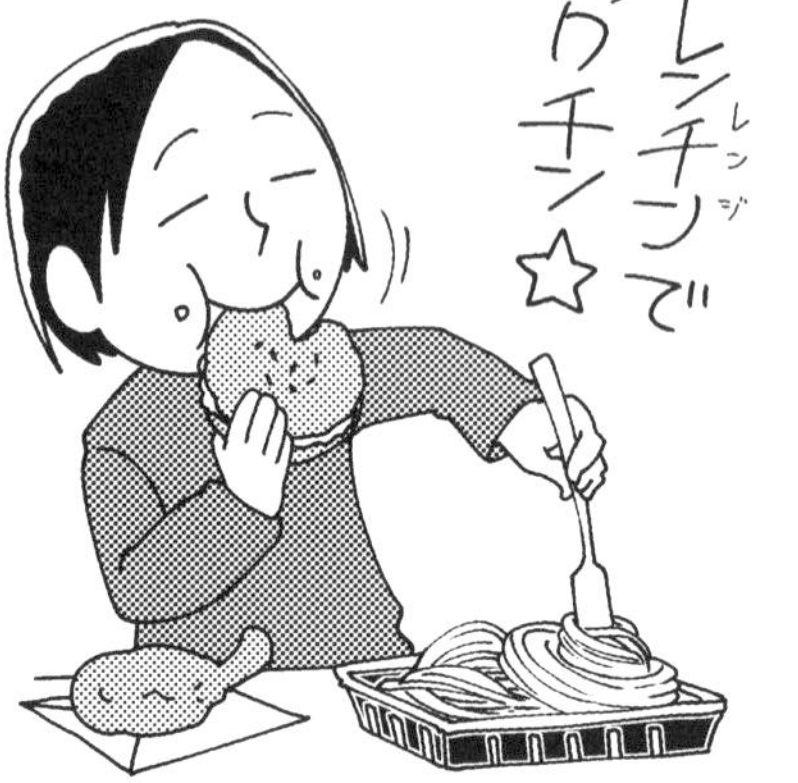

レンチン《レンジ》で
ラッグチン☆

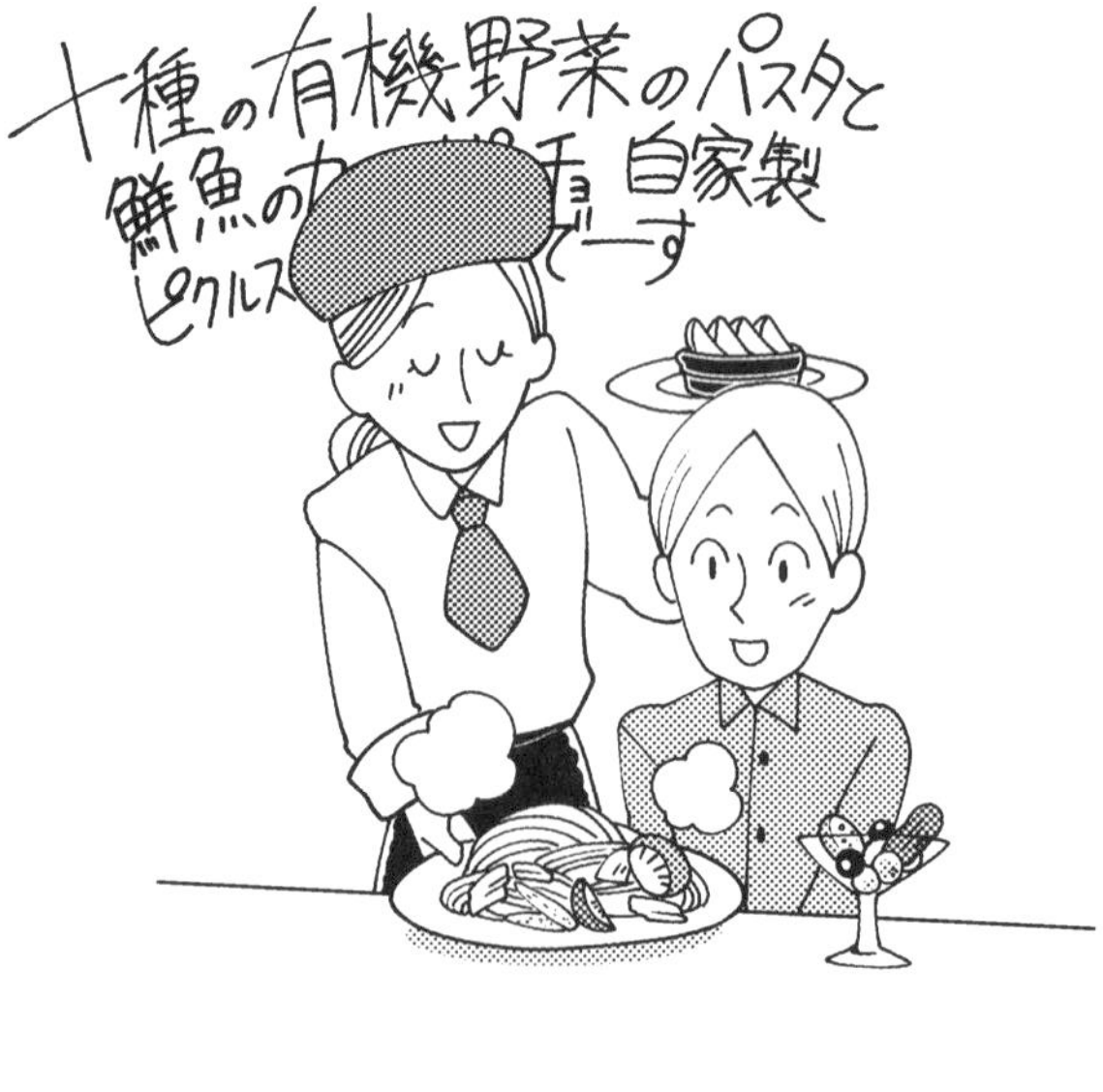

十種の有機野菜のパスタと
鮮魚のカ
自家製
ピクルス
でーす

②健康にいいものを食べるより、まず不健康なことをやめる

「健康にいいものだけを食べればいいというのは分かるけれども、それは理想論。現実問題としては難しい……」

こう思っている人も多いのではないでしょうか？

じつは、かくいう私自身もそのひとりで、たまにコンビニのお弁当も食べますし、お酒もガンガン飲みます。

正直、健康にいいことだけをするのは困難です。

しかし、健康に悪いことをやめたり、回数を減らしたりすることは、それほど難しくありません。

多くの人は、健康になるために健康にいい何かを足そうとしますが、先に健康に悪いこ

とをやめるだけでいいのです。

たとえば、お肌がカサカサするという場合、「何かいい美容液はないの？」と、新しいものを探しがちですが、不規則な生活を改めて、きちんと睡眠を取るようにするだけで、症状が改善することがあるものです。

私が心がけているのは、規則正しい生活をすることです。
毎日決まった時間に食事をし、決まった時間に寝て、決まった時間に起きる。
具体的には、朝7時から7時半の間に起き、朝食は食べずに、12時ごろにお昼ご飯を食べ、夜は19時から20時くらいまでに何かを食べる。それ以降は何も食べない。そして、寝るのはだいたい夜の2時で、睡眠時間は5時間前後。
もうかれこれ、このような生活を約10年続けています。

この生活をするようになってから、病気らしい病気をしたことはありませんし、風邪で体調を崩したりすることもほとんどなくなりました。

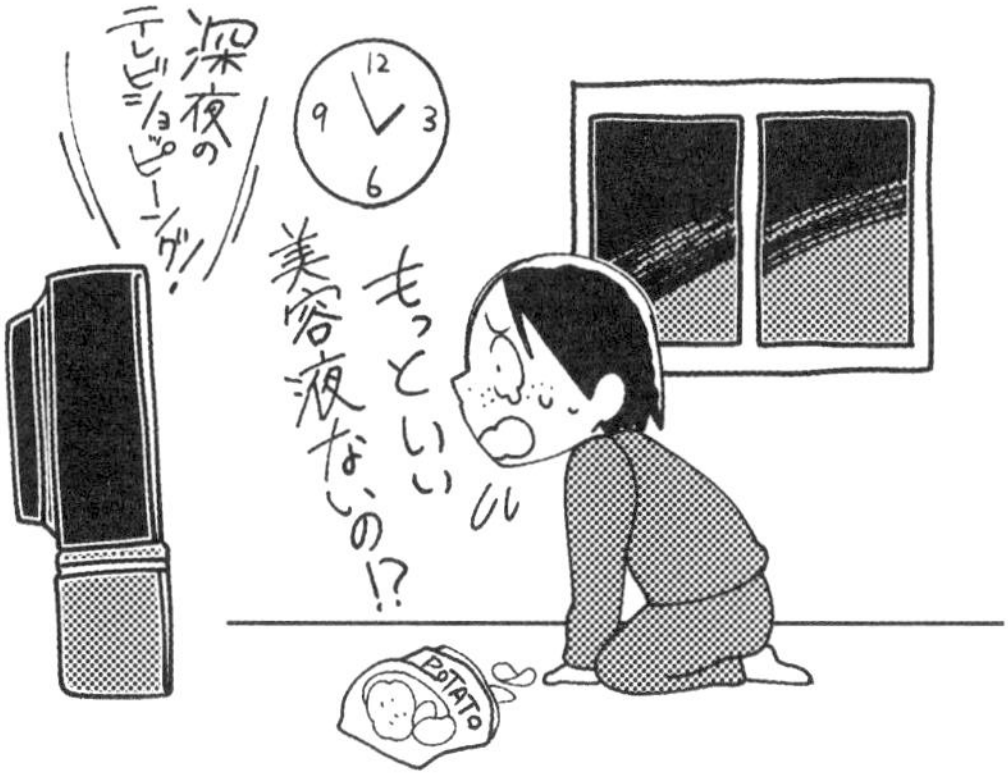
深夜の
テレビショッピーング!
もっといい
美容液ないの!?
POTATO

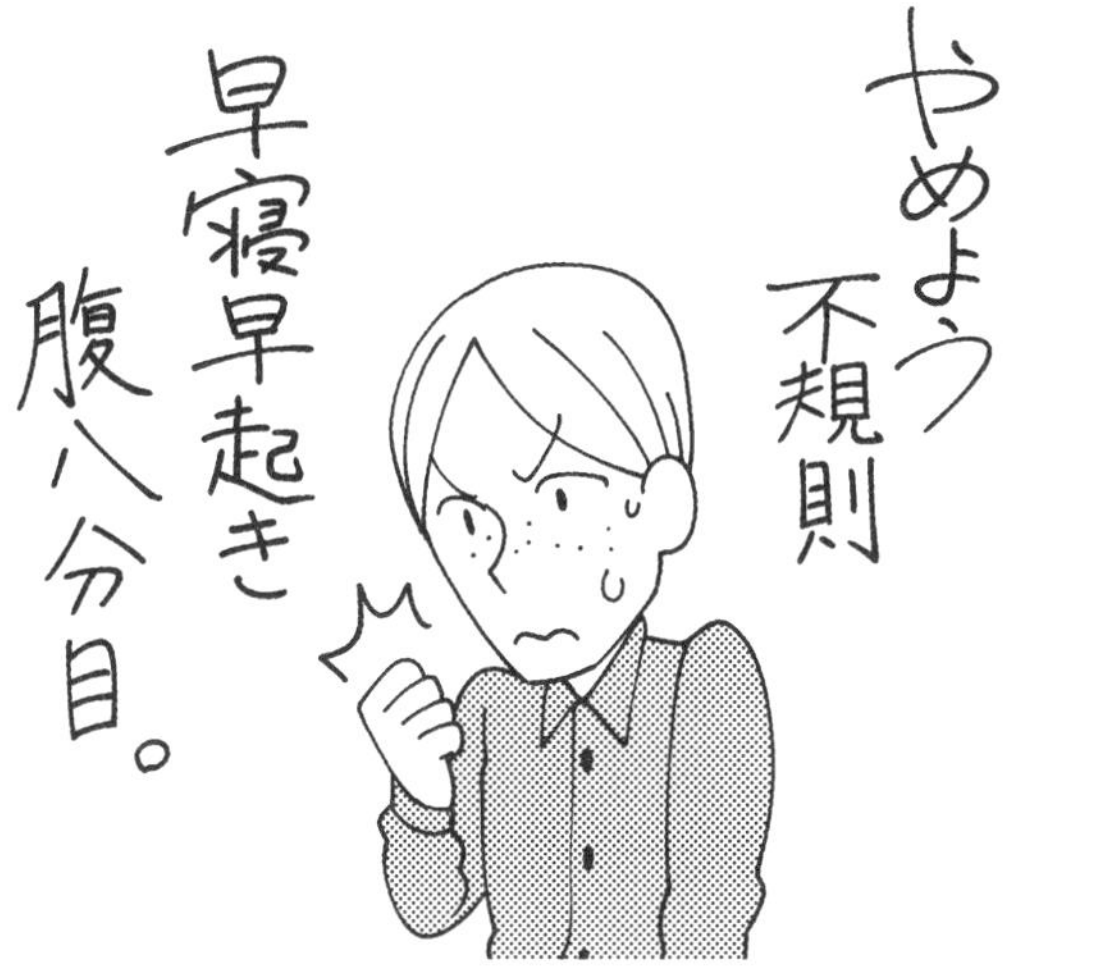
やめよう
不規則
早寝早起き
腹八分目。

また、夜寝られないとか、朝起きられないといったこともほとんどありません。

若いころは生活が不規則だったので、休みの日には寝だめをしようと、昼過ぎまで寝ていたこともありました。

しかし、そうすると今度は夜寝られなくなって、結局、寝不足のまま会社に行くことになり、その日1日使いものにならない。

しかし、あるとき人間は寝だめができないということを知ってから、生活のリズムを崩さないようにしようと決めたのです。

あなたも、健康に悪いことをやめることから始めてみませんか？

③ 時計ではなく体内時計というものさしもある

体内時計という言葉を聞いたことのある人も多いと思いますが、体内時計のリズムにしたがって規則正しい生活をしている人は、それほど多くはないでしょう。

渡り鳥が迷わずに目指す方向に飛んでいけるのは、体の中に鉄のようなものが入っていて、方角が分かるからといわれていますが、人間にも体内時計があって、規則正しい生活を続けていれば、そのリズムを体が覚えてくれるのです。

「ナチュラルハイジーン」というのをご存じでしょうか？

1830年代にアメリカの医師らによって系統立てられた生命科学の理論で、「自然の法則」に基づいた原則と習慣に従う一つの生き方のことです。

「ナチュラルハイジーンのライフスタイルを実践している人々は世界で最も健康な人々である」と言われるくらい、欧米の科学者たちからは高く評価されている理論です。

この理論によると、人間の体の1日のサイクルは、8時間ごとに次の3つに分けられます。

①午前4時～正午：排泄のサイクル（体内の老廃物と食物カスを排出する時間帯）
②正午～午後8時：摂取と消化のサイクル（食べることと消化の時間帯）
③午後8時～午前4時：吸収と利用のサイクル（体への同化の時間帯）

私はこの理論を学んでから、朝は何も食べず、夜8時以降もできるだけ何も食べないようにしています。その結果、前述したように、近年は病気らしい病気をしたことがないくらい健康になったのです。

ところが、世の中にはこの理論を知っていても、実践しようとしない人がいます。それは、「なぜ、そうなのか?」という理由を知る作業を飛ばしてしまうからです。

たとえば、なぜ夜8時以降は食べてはいけないのか?それは、寝る前に胃の中に食べ物が入ると、胃は消化しなければいけなくなるので、寝ているときも働き続けることになります。すると、熟睡できなくなるため、寝不足になったりして体にはよくないというわけです。

こうした理屈がわかれば、実践しようと思う人がもっと増えると思うのですが、あなたはどうでしょうか?

もちろん、私も完璧な人間ではないので、飲みに行った帰りなどは、たまにラーメンを食べて帰ることもありますが、この理論を知っているので、翌朝、後悔と反省をしています。

「ナチュラルハイジーン」には、ほかにも健康にいいことが書かれていますので、興味のある方は調べてみてください。

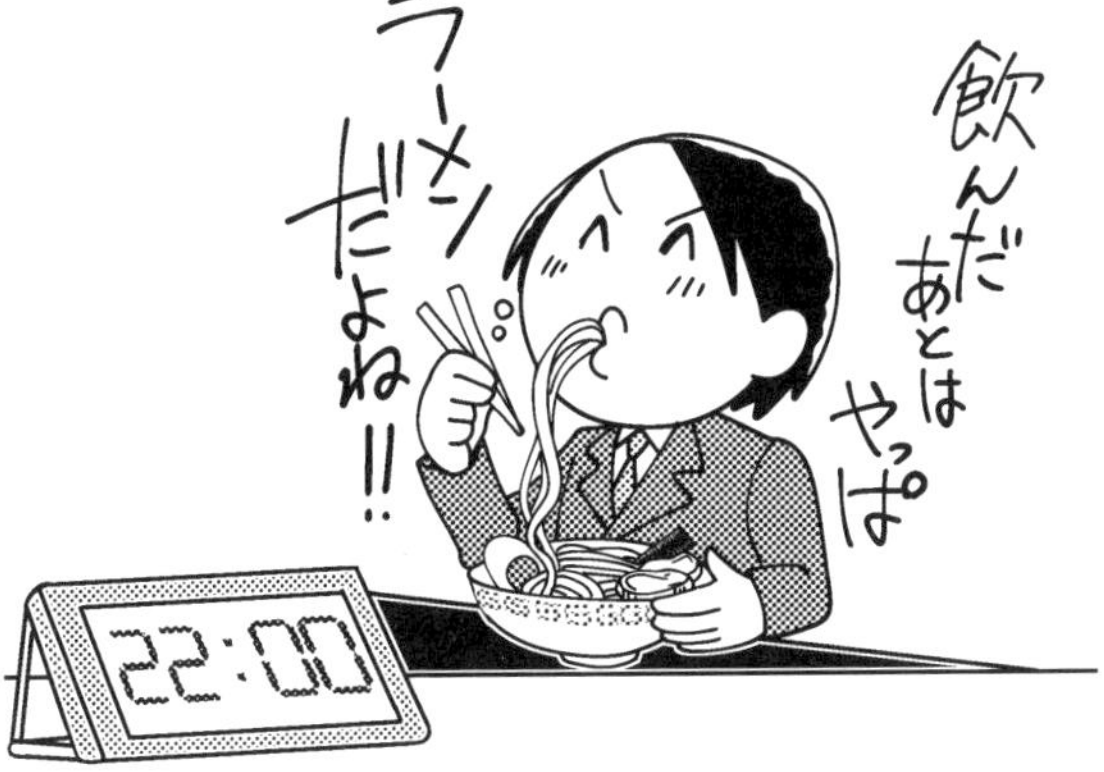
飲んだあとはやっぱ
ラーメンだよね!!
22:00

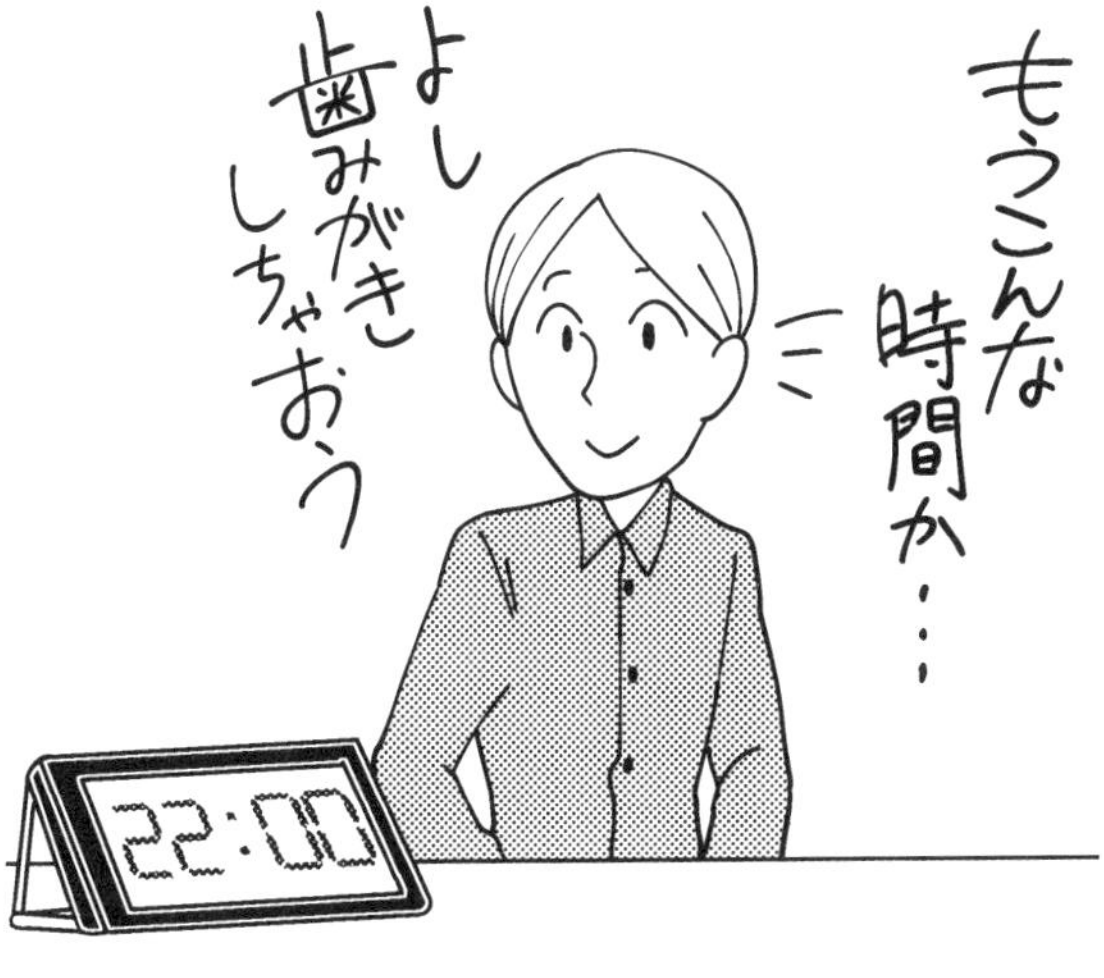
もうこんな時間か…
よし歯みがきしちゃおう
22:00

④ 1日に体重計に2回乗ると太らない

ダイエットをはじめたけれど、なかなか痩せない――。
そんなストレスを抱えている人も多いのではないでしょうか？

じつは、ダイエットに失敗する人のほとんどが、「ダイエット中です」と言いながら、毎日体重を量っていません。

いま、自分は何キロなのかを把握しないことには、食事のコントロールのしようがないわけで、ダイエットをするときは毎日体重を量ることが基本中の基本なのです。

ところが、ダイエットにご執心の人でも、多くの人が1日に1回しか体重を量りません。
もちろん、1回でも量らないよりはいいのですが、できれば朝と夜の2回、体重を量ったほうがいいのです。

なぜなら、1日の体重の推移を知ることによって、より強く意識するようになるからだけでなく、潜在意識に刷り込まれ、無意識に体重をコントロールしてくれるようになるからです。

たとえば、ゴルフをするとき「ゴルフボールをよく見て！」と言われるのと、「ゴルフボールは見るな！　ゴルフボールのティンプルを見るんだ。一つの点を集中して見ろ！」と言われるのとでは、当たる確率が全然違います。

同様にテニスでも、「ボールをよく見ろ！」よりも、「ボールの回転する方向を見ろ！」と言われたほうがよく当たるのです。

これは、見るところを変えるだけで、これまでとは全然違った次元でボールを見ることになるからです。漠然とボールを見るのではなく、焦点を絞って見ることになるので、よく当たるようになるというわけです。

ダイエットも同じで、1日1回体重を量るよりも、1日2回朝と夜に量ることによって、

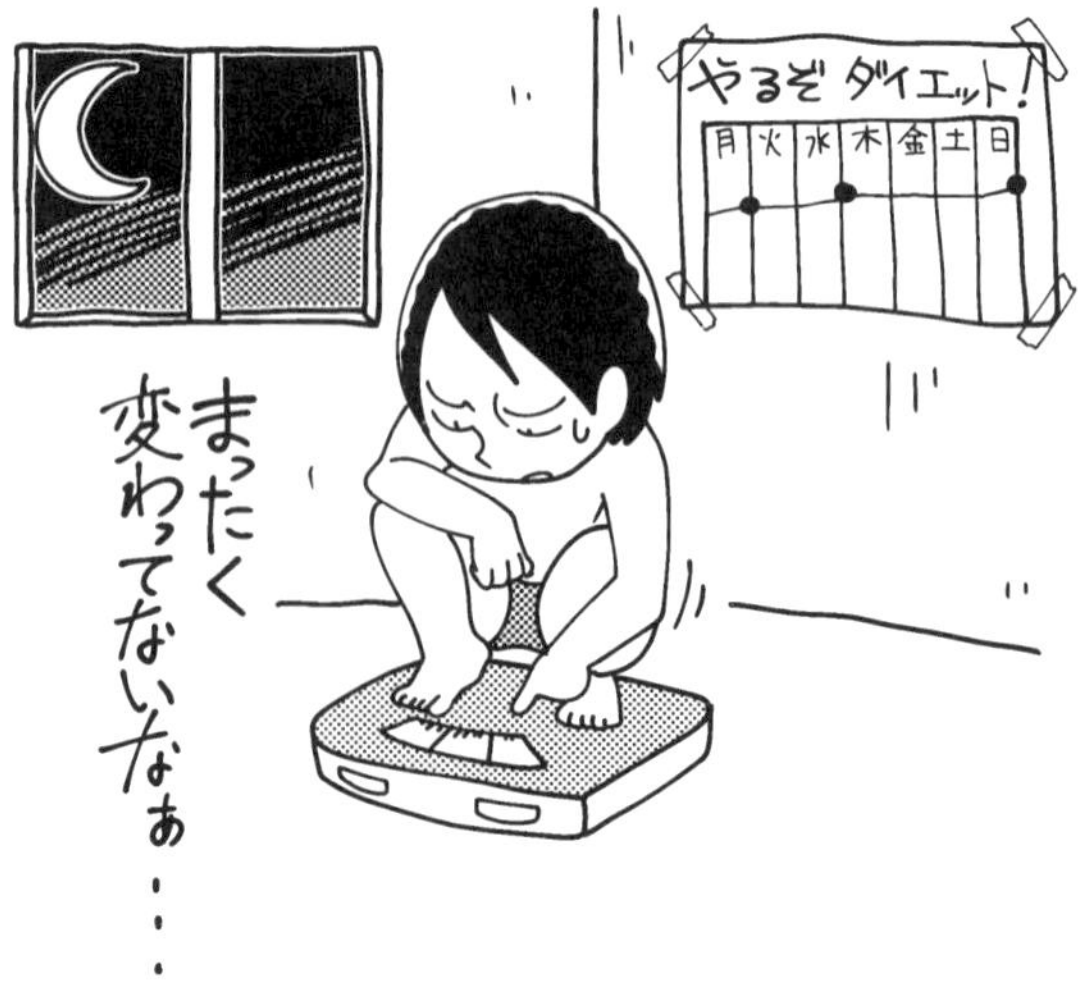
やるぞダイエット！
月 火 水 木 金 土 日
まったく変わってないなぁ・・・

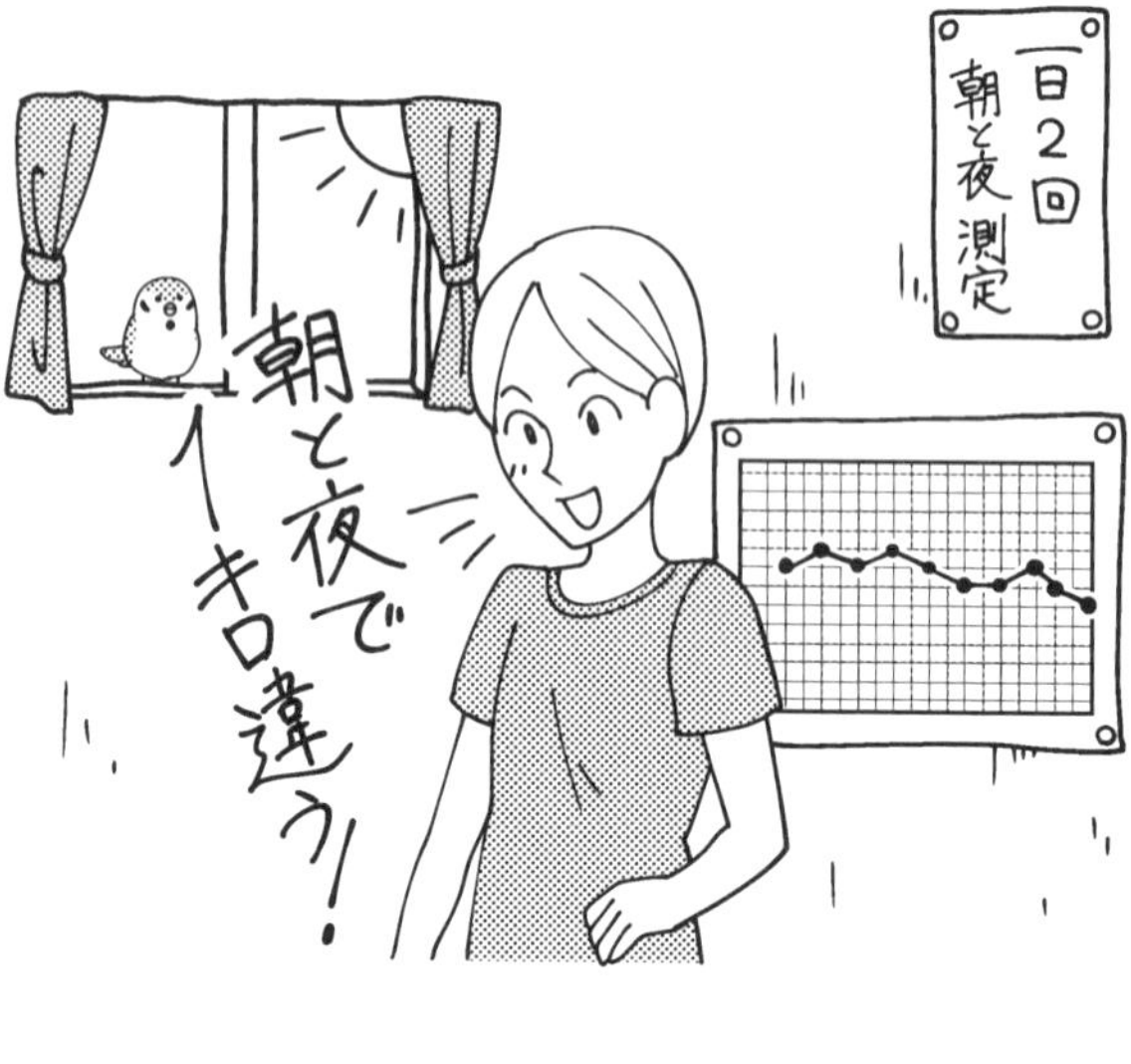
一日2回 朝と夜測定
朝と夜でキロ違う！

1日の体重の増減を把握することができ、その結果、1回だけのときよりもダイエットに対する意識が高まり、体重のコントロールがしやすくなるのです。

たとえば、朝、体重を量ったときに、昨日の夜より増えていたとしたら、今日のお昼は豚カツじゃなくてそばにしようといったコントロールができるわけです。

これまで何度かダイエットに挑戦したけれどもうまくいかなかったという人は、「1日に2回、朝と夜、体重計に乗る」というものさしをもつようにしてください。それだけで、ダイエットがうまくいかないというストレスから解放されることになるでしょう。

⑤「何かあったらすぐ病院へ」というものさしを捨ててみる

熱が出たらすぐ病院。咳が止まらなかったらすぐ病院。

このように「何かあるとすぐに病院に行く」というものさしで行動している人は多いようです。

何かあると病院で先生に診てもらって、薬をもらって飲んだら、それで安心するからなのでしょうか。

しかし、私はほとんど病院には行きませんし、薬もほとんど飲みません。行くとしたら、歯医者くらいのものです。

そもそも熱が出たり、咳が出たりするのは、体内に侵入してきた菌と体が闘っているからです。

それなのに、解熱剤や咳止め薬で、その症状を止めてしまうのは、自分で治ろうとしているのを邪魔していることになるのです。

さらに、同じ薬ばかり飲んでいると、その薬に対して免疫ができてしまって効かなくなる可能性さえあります。

したがって、すぐに薬に頼るのではなく、自然治癒力（免疫力）を高める努力をするようにしましょう。

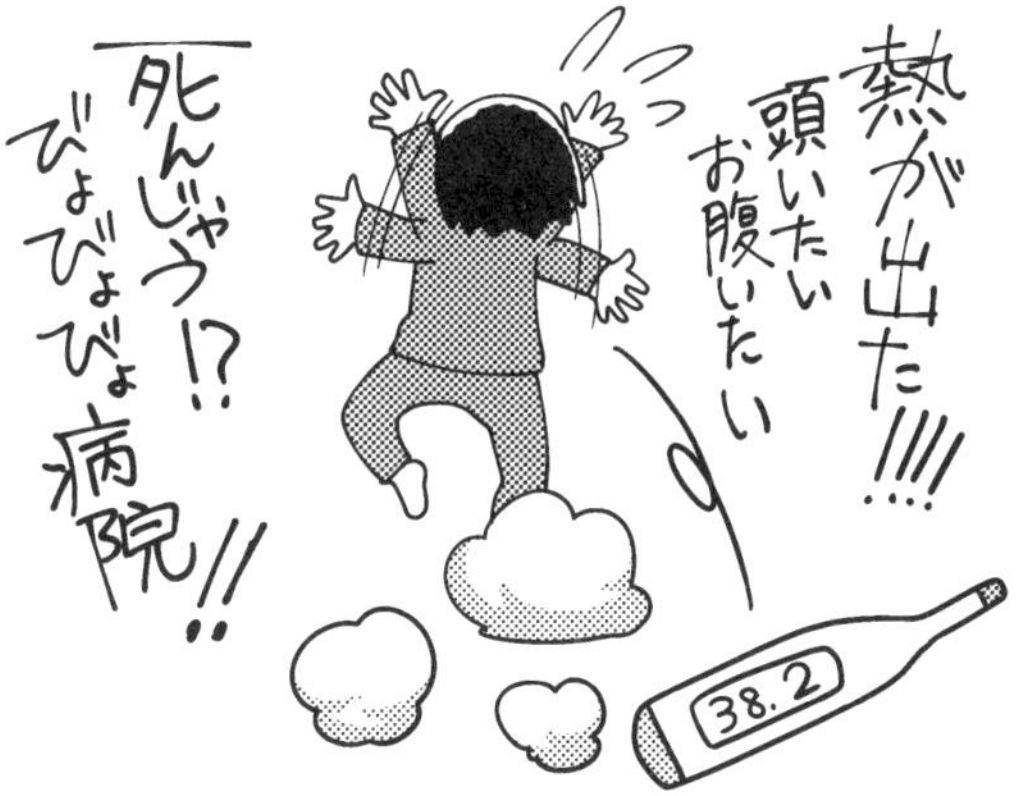
熱が出た!!!!
頭いたい
お腹いたい
死んじゃう!?
びょびょびょ病院!!
38.2

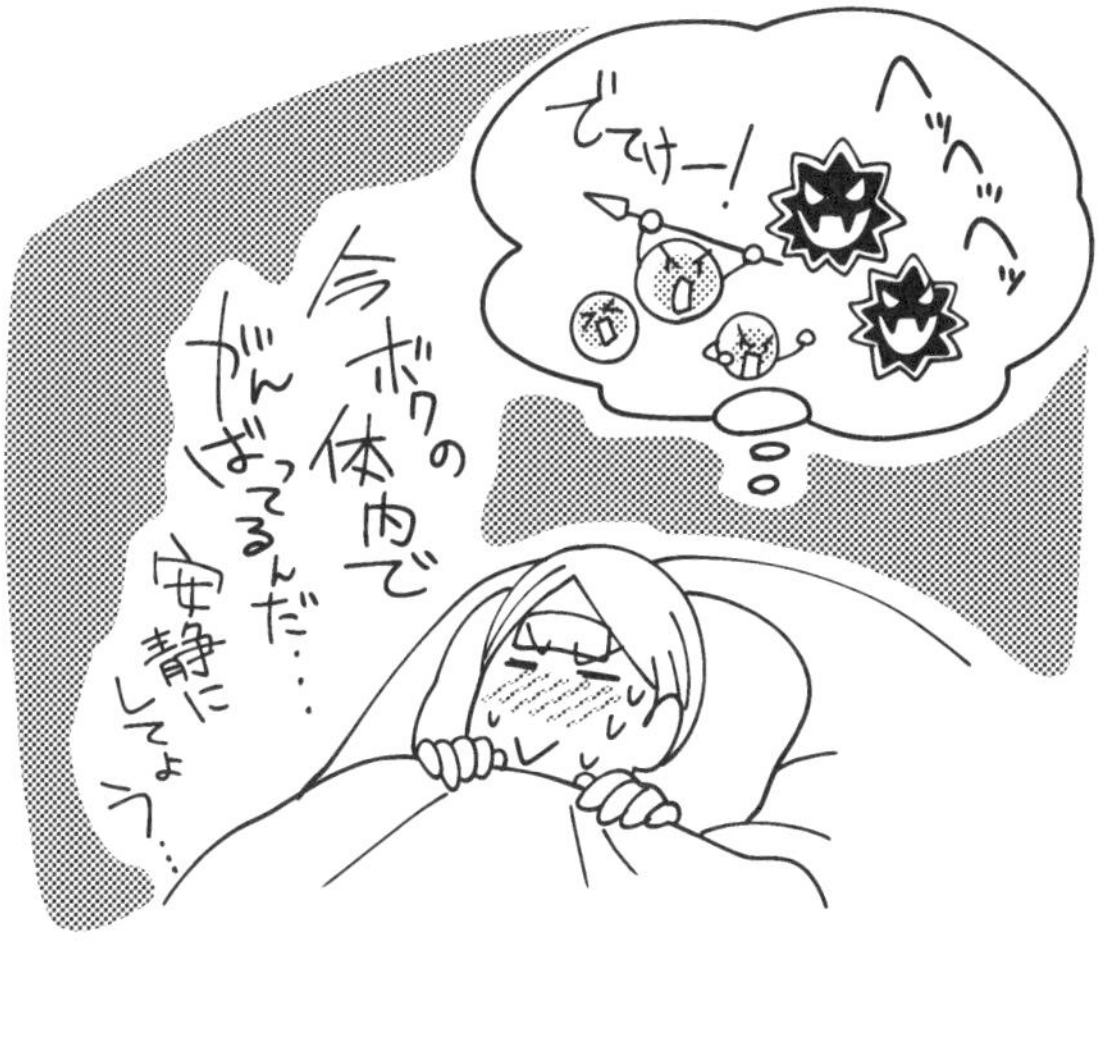
ヘッヘッヘッ
でてけー!
今ボクの体内で
がんばってるんだ…
安静にしてよう…

健康食品にも同じようなことがいえます。

たとえば、ウコンはみんな体にいいと思って飲んでいるけれど、実際には肝機能を無駄に上げるだけ。肝臓にいいのではなく、肝臓に負荷をかけて、肝臓の機能を無理やり動かしているだけなのです。

だから、ウコンも飲みすぎると、肝臓にはよくないのです。

健康食品は食品なので、基本的には体にいいのですが、飲みすぎたり、常習したりすると体に悪影響を及ぼすこともありますので注意しましょう。

⑥ 走りながら、うつにはなれない

近年、仕事や人間関係のストレスから、うつ病になる人が増えています。

じつは、私自身もサラリーマン時代、仕事が激務すぎて、うつ状態になったことがありました。

私は大学卒業後、大手企業へ入社し、子会社への出向も経験しました。退職後に1年間カナダに滞在した後、商社勤務を経て、楽天株式会社に入社しました。そして、入社後からネットショップのＥＣコンサルタントとして、月商20万円だったショップをわずか２カ月で月商１０００万円を超えるショップに成長させ、入社半年でＭＶＰを獲得しました。

その後も、月商１００万円前後のショップを次々に月商１０００万円以上のショップに育て上げるなど、数多くの実績を残し、お客さまからは「広告を売らない営業マンははじめて」と感謝されました。

しかし、上司から担当店の数を増やされ、６００店舗になったころから、お客さまからの電話がクレームばかりになり、うつ状態に陥りました。

このときストレスいっぱいの過酷な状況を経験したことで、これまでの価値観が一変し、ストレスを感じなくてすむ考え方を身につけることができたのです。

私の場合、自分の限界を知り、周りに助けてくれる人もいなかったので、とにかく営業や時間管理、心理学など著名な人の本を読みあさり、手帳で自分を管理することで乗り越えましたが、一時は会社まで左右が異なる靴で出社してしまうほど、うつ状態でした。

この経験から、うつ病にならない方法を、一つご紹介します。

その方法とは、とにかく走ることです。

ジョギングでもランニングでもいいから、外で走ることです。これがうつ病予防になります。

じつは最近、クライアントであるネットショップの社長さんたちの間で、ジョギングをする人が増えてきたので、きっかけを聞いてみたところ、皆さん口を揃えてこう言うのです。

「会社が大変でつらかったときに、走るといいよと勧められたから」

要するに、会社が大変なときというのは、いろいろとネガティブなことを考えがちだけれども、走っている間は何も考えられないので、余計なことを思い悩まずにすむというわけです。

何もしないでじっとしているから、くよくよと悩んだり、あれこれと悪いことを考えた

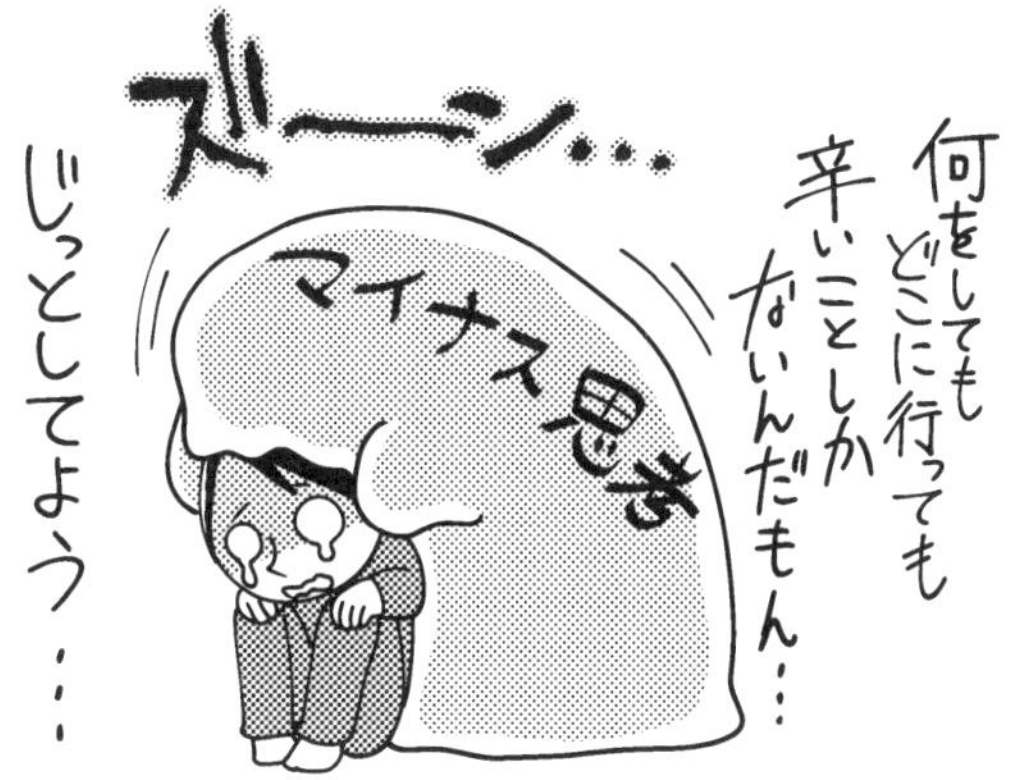
何をしてもどこに行っても辛いことしかないんだもん…
ズーン…
マイナス思考
じっとしてよう…

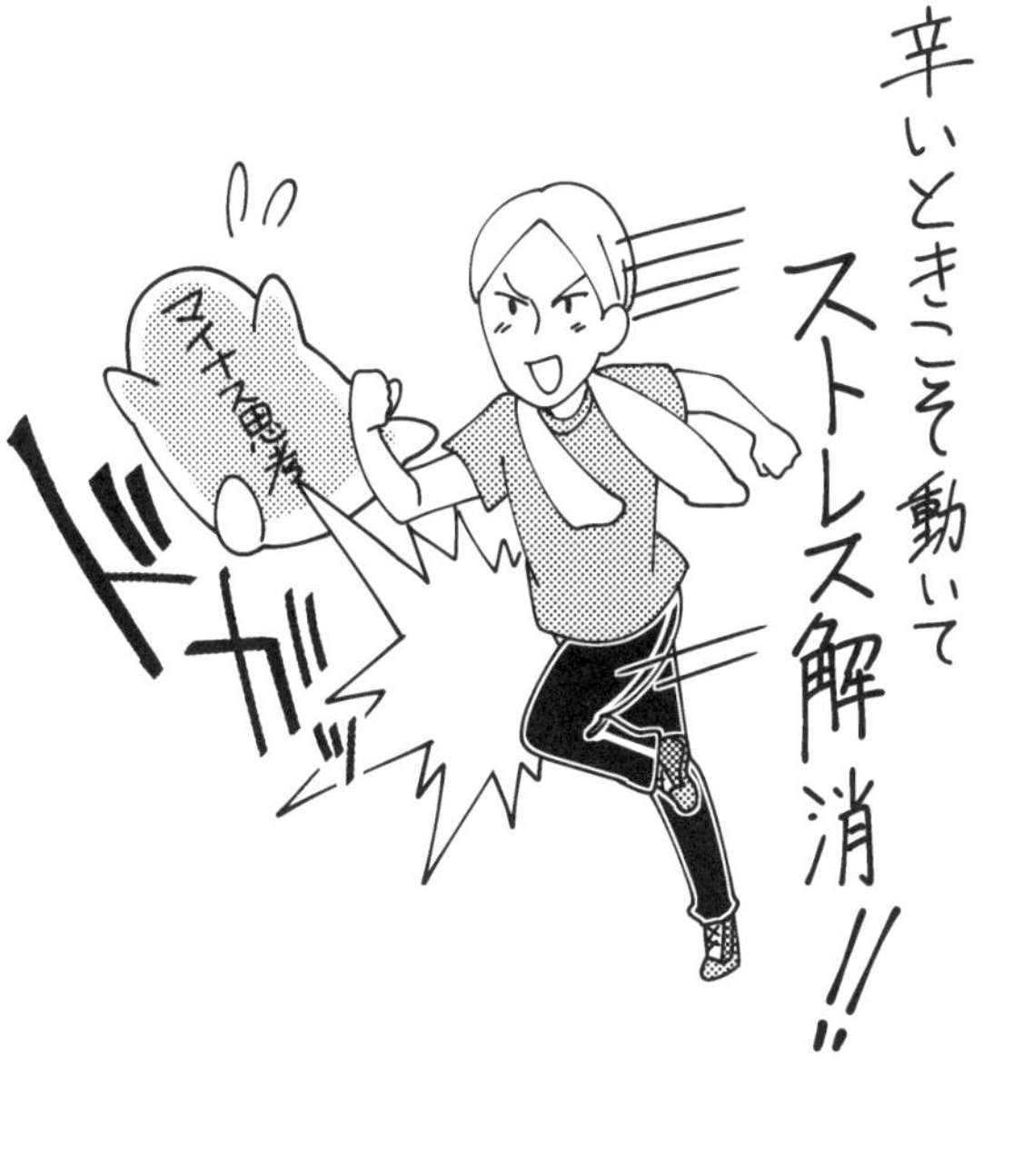
辛いときこそ動いてストレス解消!!
マイナス思考
ドガッ

りしてしまうのであって、走ったり体を動かしたりすれば、嫌なことを忘れることができるのです。

実際に走った人に聞いてみると、走ると嫌なことが忘れられるだけでなく、体がどんどん前に進んでいくことで、考え方まで前向きになるようです。

たしかに、現役のアスリートにうつの人はいません。

走りすぎは体によくありませんが、ストレスがたまってつらくなったときは走ってみるのもいいのではないでしょうか。

⑦ 二日酔いになりにくいお酒を選ぼう

お酒を飲むことでストレスを発散している人も多いと思います。

私もお酒は飲むほうですが、自分に合わないお酒を飲んだり、チャンポンにしたりしてしまうと、悪酔いしてしまってストレス発散にならないので、できるだけ自分の体質に合ったお酒だけを飲むようにしています。

私の場合は、ワインか焼酎です。

日本酒やウイスキーはすぐに酔っ払ってしまって、次の日も残るので、ほとんど飲みません。

一般的には、蒸留酒のほうが酔いにくいと言われていますが、あまりにも安いお酒は、逆に悪酔いしますので要注意です。酔っ払いやすい人は、種類の異なるお酒をちゃんぽんせず、自分に合ったお酒だけを飲むようにしてみてください。

以前、新橋にオフィスがあったときは、新橋でよく飲みましたが、新橋はベロベロに酔っ払ったサラリーマンが本当にたくさんいました。

あれではストレス発散になっていないだろうと思いますし、体にもよくないことは確かです。

また、あのような酔っ払いの姿を外国人が見たら、日本という国は国際競争力があるようにはとても見えないでしょう。

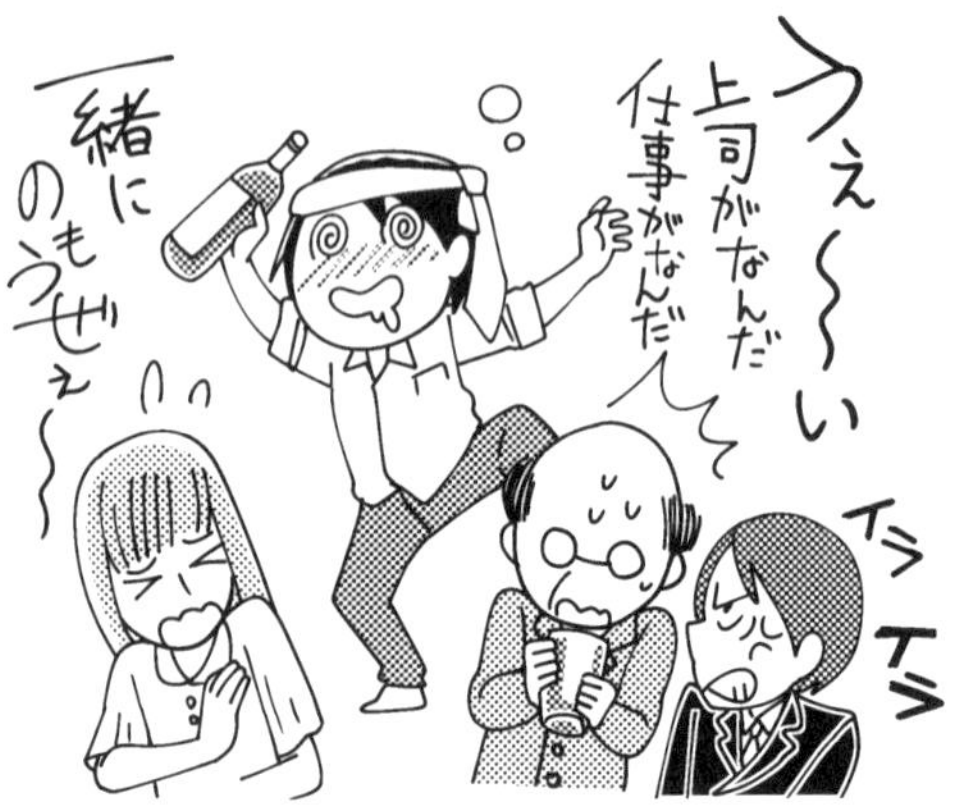
うえ〜〜い
上司がなんだ
仕事がなんだ
イラ
イラ
一緒にのもうぜぇ〜

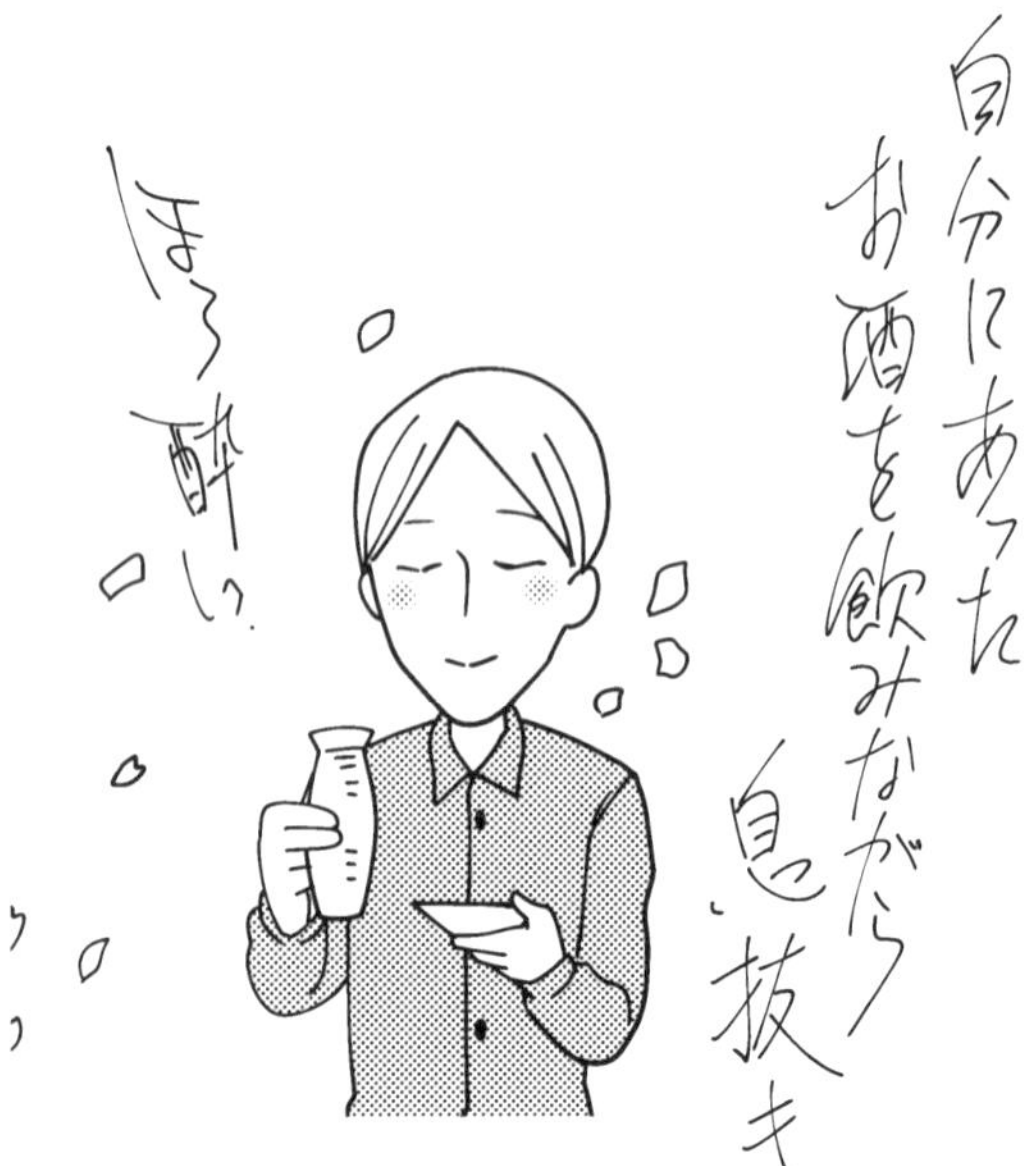
自分にあった
お酒を飲みながら
息抜き
ほ〜
酔いっ

現在、私は中東のドバイでも日本の中小企業向け展示場のビジネスをしていて、年に5回はドバイに行くのですが、ドバイはイスラム教の国なので、ホテルのレストランなど一部の許可されたお店でしかお酒が自由に飲めません。

そういう国から見たら、自由にお酒が飲める日本はなんて素晴らしい国なんだろうと思います。それをいいことに、飲みすぎることのないようにしたいものです。飲みすぎたら、元も子もなくなります。

第5章

【夢の実現】

夢はひとりではかなわない

① 人の悪口やネガティブワードをやめる

あなたは最近、「忙しい」という言葉を口にしたことがありますか?

「毎日言ってるよ。だって、本当に忙しいんだもん」という人は要注意です。

なぜなら、「忙しい」という字は「心(=りっしんべん)を亡くす」と書くことからも分かるように、心に余裕がなくなってしまうからです。

その結果、イライラしたり、周りの人に当たったりといったことになります。

このようなネガティブワードは百害あって一利なし。

自分だけでなく、周りの人にもストレスを与えますので、意識して口にしないようにしたほうがいいでしょう。

私の場合は、ネガティブワードを口にしないだけでなく、最近はそもそも思わないように心がけています。

たとえば、ある人のことを「むかつく」と思いそうになったら、そう思う寸前に「ちょっと待てよ」と待ったをかけるのです。

具体的には、「私はこの人のことをよく知らないので、私の誤解の可能性もある」と考えることで、「むかつく」という感情が出てこないようにしています。

もともと私は、思ったことはすぐに口に出してしまう人間で、そのせいで自分も周りも不愉快にしていました。

だから、ネガティブなことを言わないためには、ネガティブなことを思わないようにするしかないと考え、ネガティブなことを思いそうになったら寸前で止める訓練をしていたら、自然にできるようになっていたのです。

悪口も同じで、人の悪口を言ったところで何もいいことがありません。

言っている人も聞いている人も、さらには悪口を言われている人にとっても、いいことは一つもないのです。

だから、私は人の悪口を言わないだけでなく、その人の悪いところを見ないようにしています。

したがって、もしもあなたが自分の夢を実現したいなら、ネガティブな言葉を口にしたり、人の悪口を言ったりしないことです。

実際、成功している人たちは、決してネガティブなことや人の悪口は言いません。

「最近、あの人についてこういう噂を聞いたんだけど、どうなんですか？」と言うことはあっても、「あの人、最悪だよね」と人を否定するようなことは絶対にありません。

人の悪口はいずれ自分に返ってきますし、ネガティブな言葉は悪い現実を引き寄せます。まさに「思考は現実化する」のです。当然、人も去っていきます。

「そんなことないよ！」「科学的根拠がないから信じない！」という人も、もし今の環境に満足していないのであれば、私にだまされたと思って、この2つをやめてみてください。

きっと、人生は大きく変わりますので。

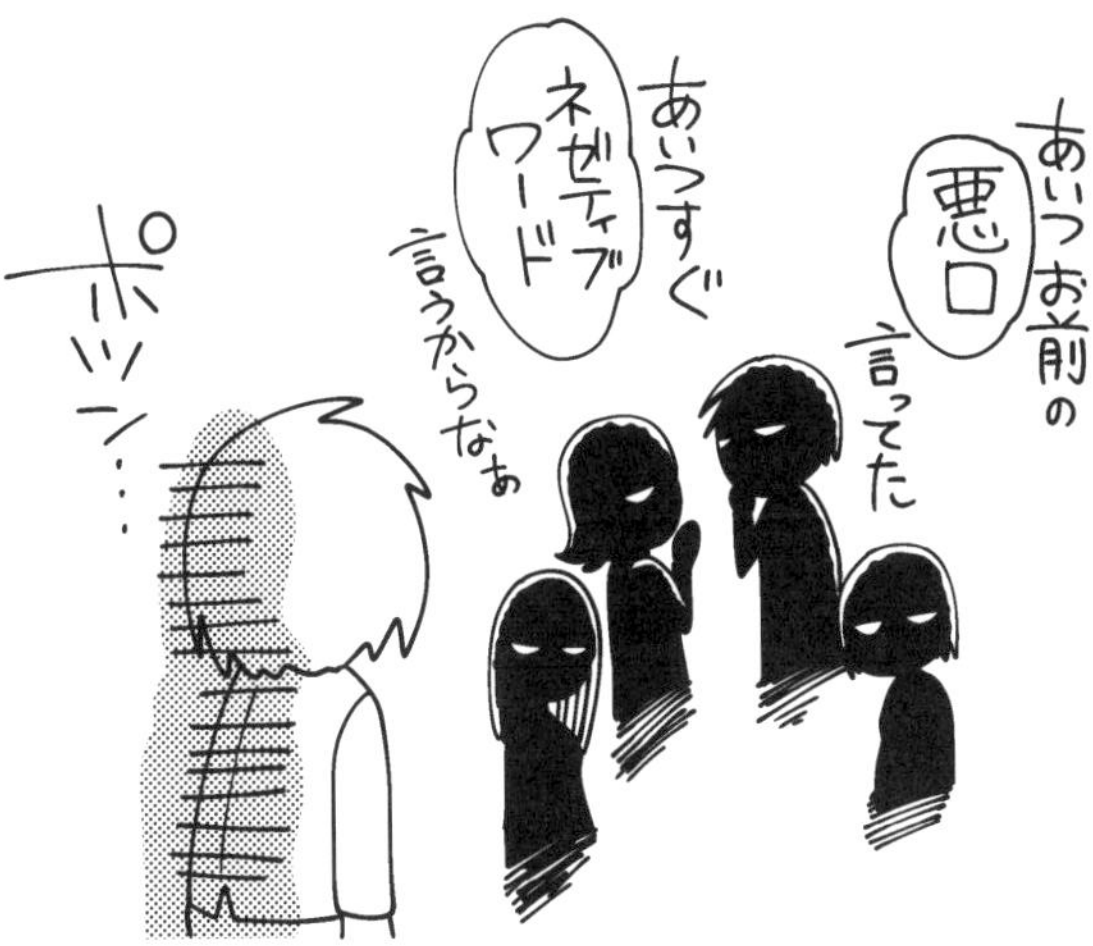
あいつお前の悪口言ってた
あいつすぐネガティブワード言うからなぁ
ポツン…

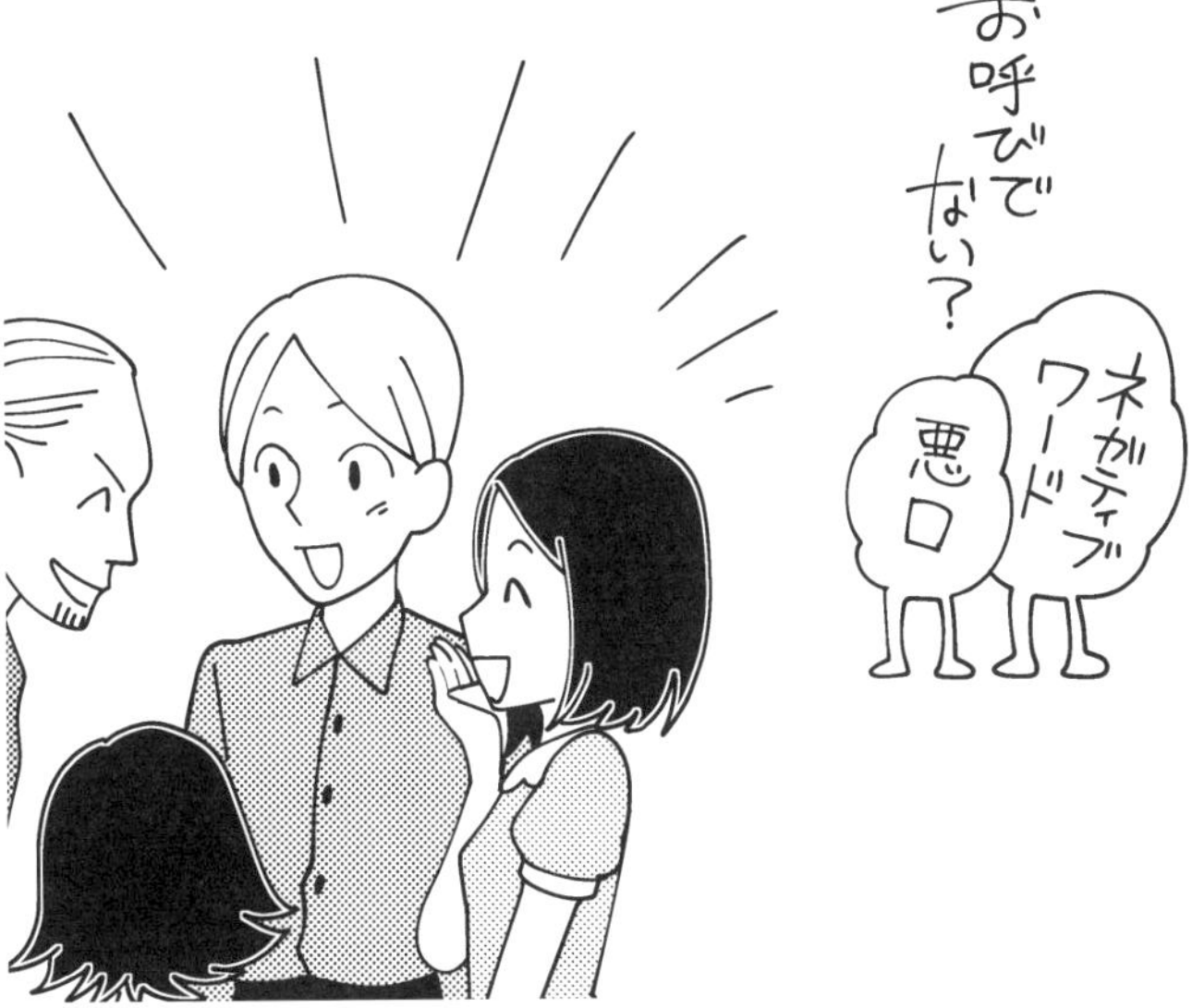
お呼びでない？
ネガティブワード
悪口

② 自分がほしいときは他人にほしいと言わせる

あなたは自分が何かをしてほしいとき、面と向かって相手に「これをしてほしい」と言うことができますか?

おそらく、多くの人が「NO」なのではないでしょうか。

たとえば、「給料を上げてください」といった自分のことは、自分ではなかなか言いにくいものです。

じつは、私も食べもの屋さんのネットショップのコンサルをしているとき、商品ラインナップの中においしそうなチーズケーキがあったりすると、「このチーズケーキ、おいしそうですね!」とは言えるのですが、「このチーズケーキを食べたいので、タダでくれませんか?」とはなかなか言えない。

しかし、「アシスタントの女の子が、このチーズケーキがすごくおいしそうだと言ってました」というように、人が言ったこととしてなら、抵抗なく言うことができます。

そして、こう言うと、たいていの場合、「じゃあ、後でお送りしておきますよ」ということになり、自分が望んだ結果を手に入れることができるのです。

この「他人に言わせる」というテクニックは、ビジネスでも使えます。

たとえば、新しいネットショップのクライアントを紹介してもらったとき、楽天の後輩に「清水さんは、楽天の先輩ですごい人なんです」とひと言添えてもらうと、非常にスムーズに話が進みます。

こういうことは自分ではなかなか言えませんし、自分で言うと逆に信頼をなくしてしまいますので、誰かに言ってもらうのがいいのです。

「何でも自分で言わなければいけない」というものさししか持っていない人は、「他人に言ってもらう」というものさしをもつといいでしょう。

このテクニックは自分で言うストレスが減る上に、自分の望む結果を手に入れやすくなるという効果もありますので、ぜひ試してみてください。

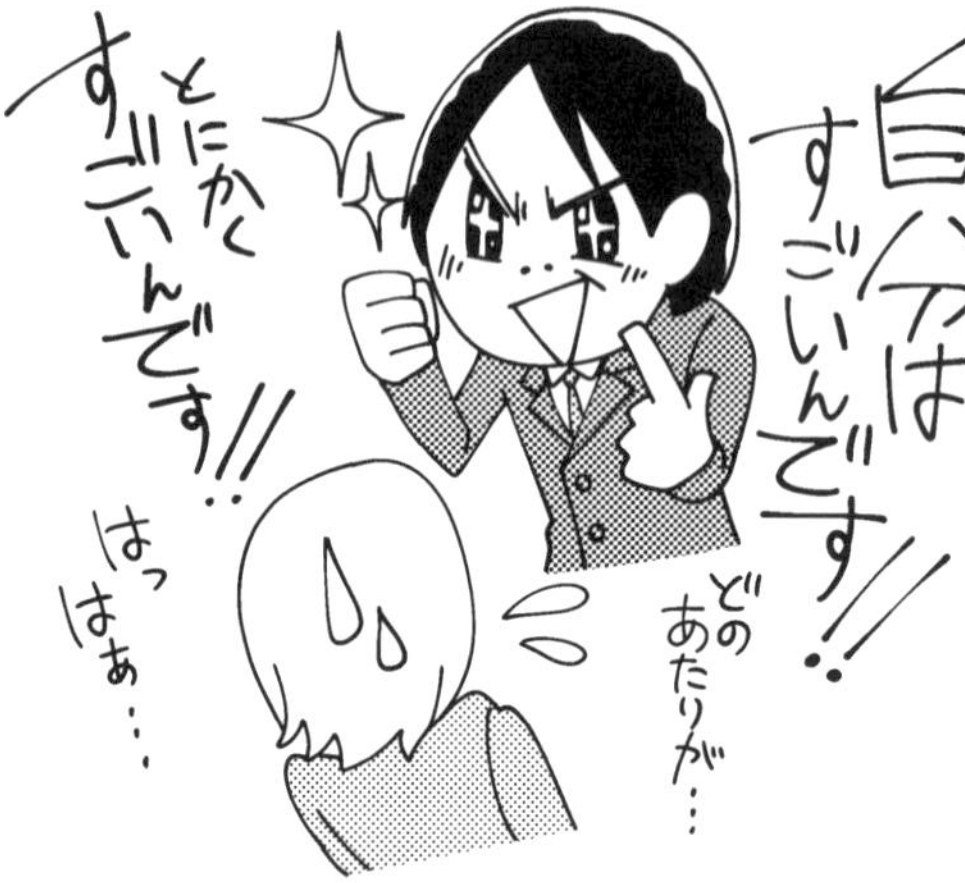
自分はすごいんです!!
どのあたりが…
とにかくすごいんです!!
はっはぁ…

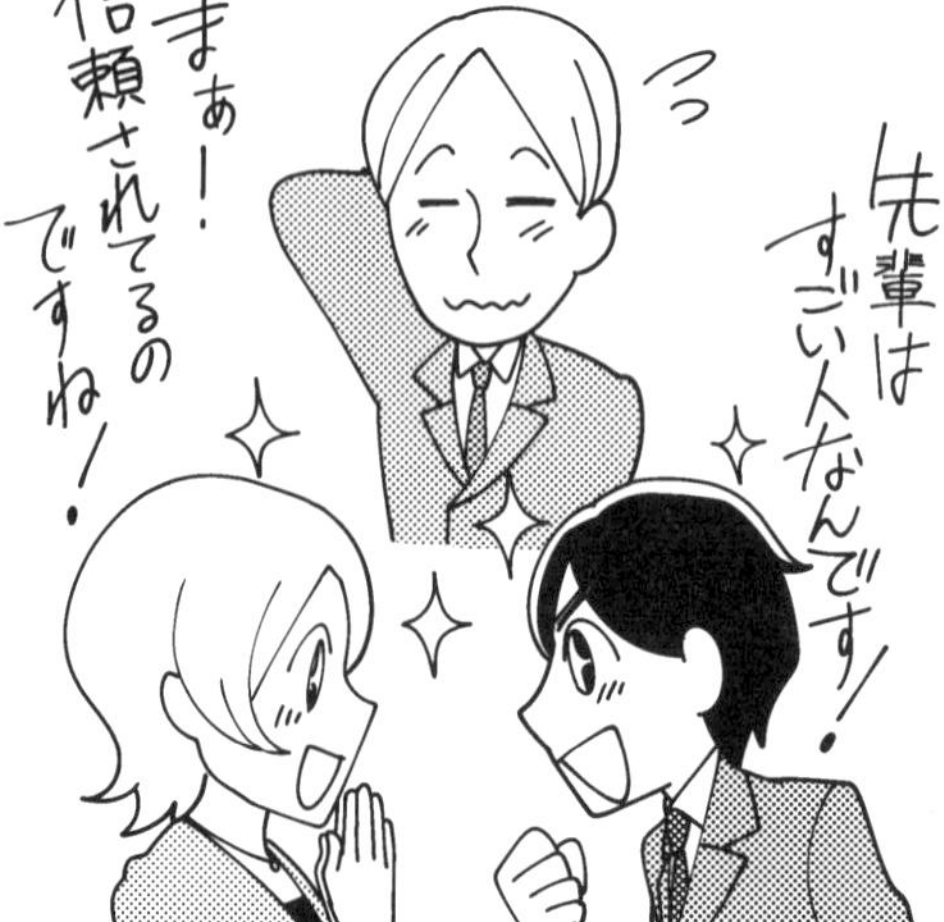
先輩はすごい人なんです!
まぁ!信頼されてるのですね!

③ 逃げない勇気、ごまかさない勇気、謝る勇気も大切

世の中には、都合が悪くなると、逃げたり、ごまかしたりする人がいます。また、悪いことをしたのに、謝らない人やメールだけで済ませる人もいます。

あなたは大丈夫ですか？

もし、あなたがこんなことを繰り返しているとしたら、あなたの夢の実現は難しいといえるでしょう。

なぜなら、あなたの周りに協力者が集まってきてくれないからです。

逃げたり、ごまかしたりすると、その場はうまくしのげた感じがするかもしれません。

しかし、長い目で見た場合は、それまで自分が築き上げてきた信頼関係というものが、一気に崩れてしまうのです。

自分が悪いと思ったら素直に謝ること。

私は、誰かとうまくいかなくなっても、次に会ったときに「先日はこれこれこういう理由で素直になれなくて、ご迷惑をかけてすみませんでした」と、素直に謝るようにしています。

そうすれば、またそこからいい関係を構築していくことができるのです。


したがって、これまで都合が悪くなると、逃げたり、ごまかしたりしていた人は、今日から「逃げず、ごまかさずに、素直に謝る」というものさしにもち替えてください。

その場は怒られるかもしれませんが、結果的には、そのほうが人生はうまくいくはずです。


また、これは科学的に根拠があるかどうかは不明ですが、私はパソコンのキーボードで「ローマ字入力」している限り、メールなどで感謝やお詫びを伝えても、なかなか気持ちが伝わりにくいのではないかと思っています。

「ごめんなさい」は、「G」「O」「M」「E」……、「GOMENNNASAI」と入力しますよね。

「脳と手と心はつながっている」と言われていますので、「GOMENNNASAI」と入力

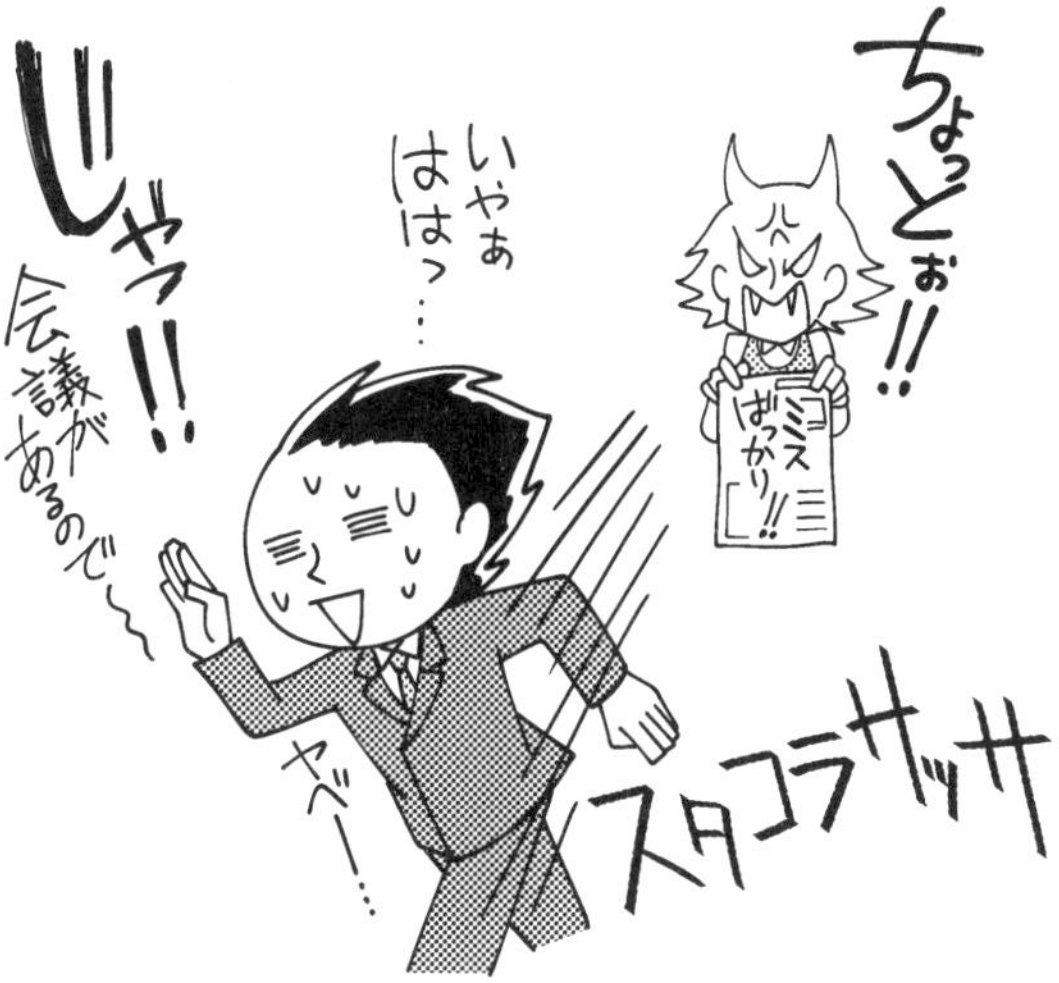
ちょっとぉ!!
ミス ばっかり!!
いやぁ ははっ…
じゃァ!!
会議があるので〜
ヤベー…
スタコラサッサ

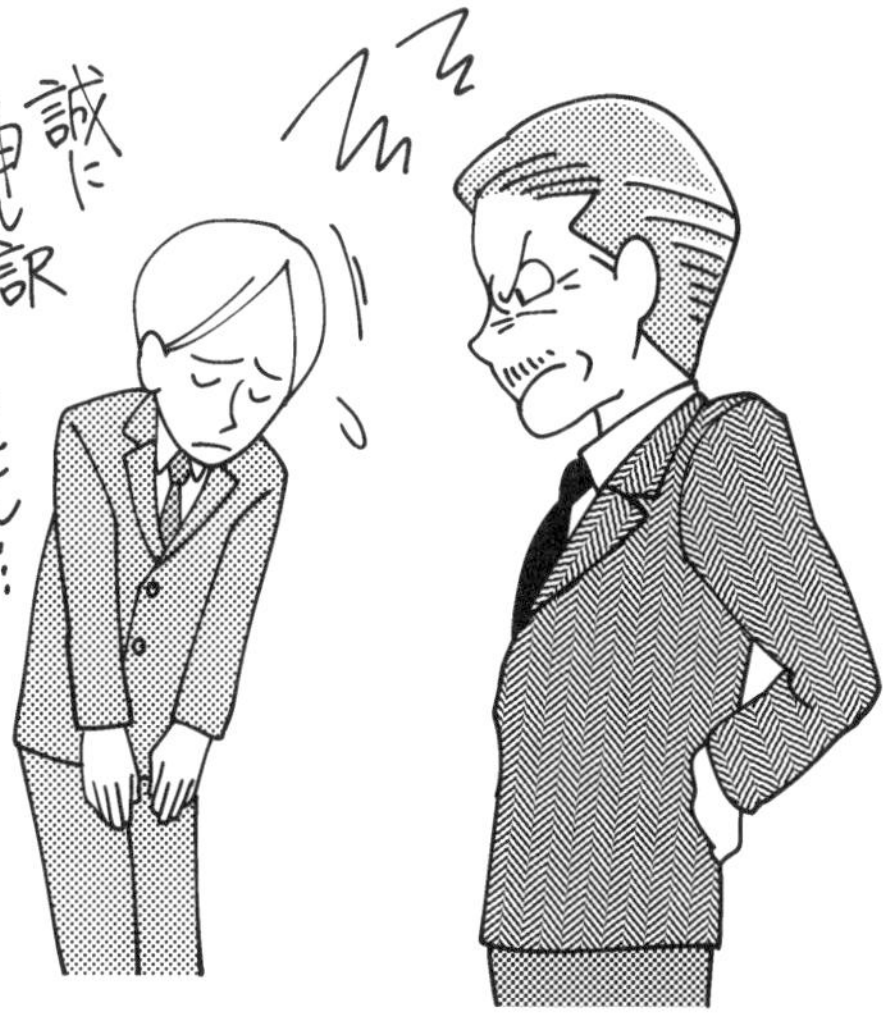
誠に申し訳ございません…

しても、そこに気持ちは入らないのではないかと。

手書きに勝ることはありませんが、もしかしたら「ローマ字入力」よりも「ひらがな入力」の方がいいかもしれませんね。

メールなどパソコンだけのやりとりにならないようご注意ください。

④ 仲よくなりたい人がいれば、一緒に食事をすればいい

名刺交換をしただけで「私、あの人と知り合いなんです」と言う人がいますが、私はそれは違うと思っています。

なぜなら、ただ名刺交換をしたことがあるだけの人は、知り合いと呼べるほどの深い関係ではないからです。

知り合いと呼べるのは、あなたに何かあれば、助けてくれるような人のこと。単に名刺交換しただけの人は、おそらく協力はしてくれないでしょうから。

私はこれまで仲よくなりたい人がいたら、必ず一緒に食事に行ったり、飲みに行ったりするようにしてきました。

それはいまでも続けていて、仲よくなりたい人がいたら、必ず飲みに誘うようにしていますし、お客さんともできるだけ会食をセッティングするようにしています。

また、私と同じ目標に向かってがんばってくれている社員とのコミュニケーションも大事にしていて、何かあるとピザを取って、会社の冷蔵庫に冷やしてあるビールで乾杯したりして、親睦を深めています。

もちろん、みんなの都合がつけば、みんなと外に飲みに行ったり、食事に行ったりもします。

仲よくなりたい人がいれば、一緒にご飯を食べに行けばいいのです。

名刺を何百枚、何千枚集めるよりも、一緒にご飯を食べた人の数を増やすほうが大事。

一緒に食事をしたことがあるかどうかは、仲のよさを示すバロメーターです。

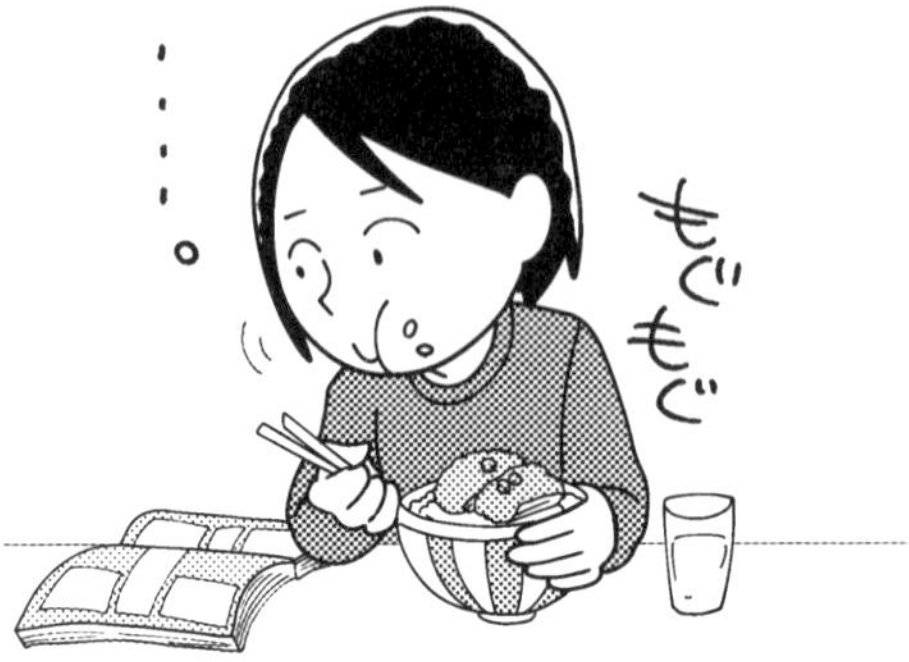
・・・。
もぐもぐ

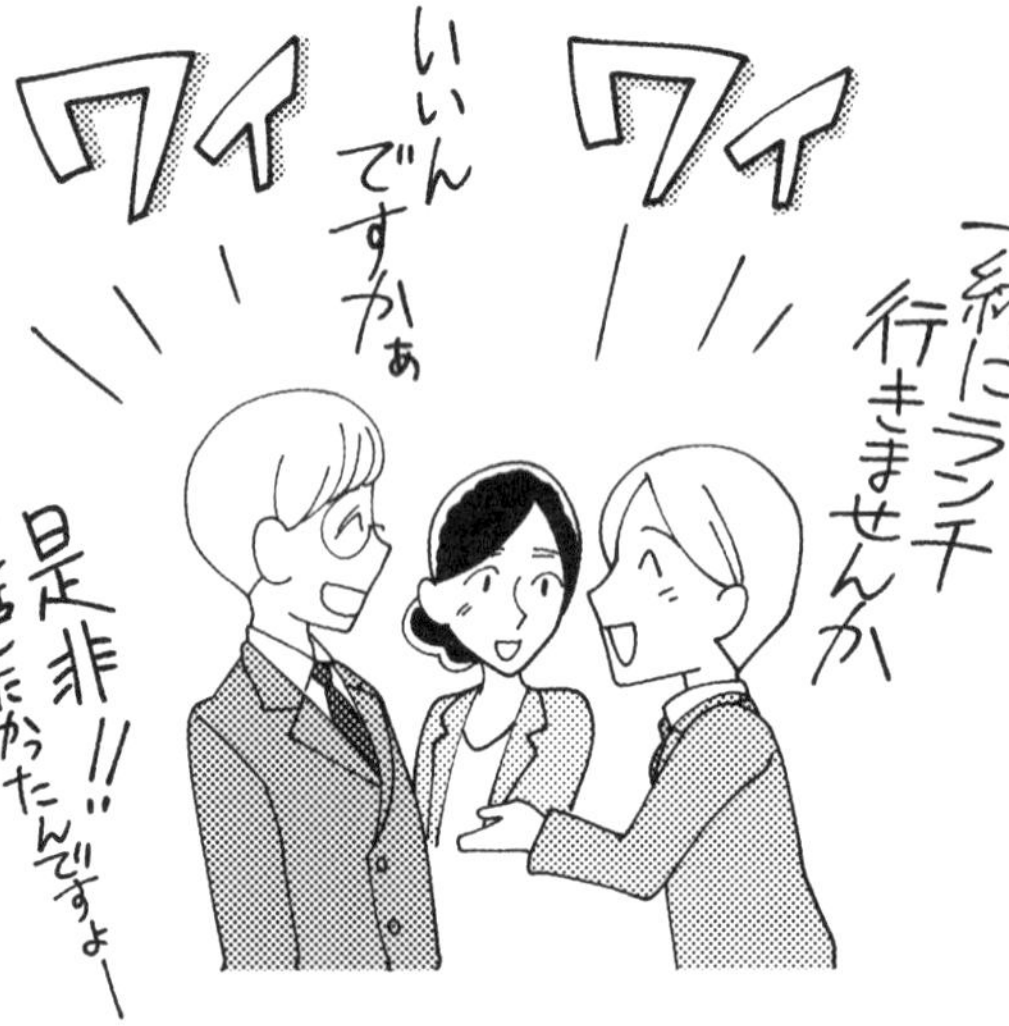
一緒にランチ行きませんか
ワイワイ
いいんですかぁ
ワイワイ
是非!!
お話したかったんですよー

夢を実現したかったら、「一緒にご飯を食べに行く」というものさしをもって、いろいろな人を食事に誘いましょう。

そうすれば、あなたの夢の実現は加速します。

⑤ 夢はひとりではかなわない

自分では一生懸命がんばっているつもりなのに、なかなか夢がかなわなくて、ストレスを抱えている人も多いのではないでしょうか。

そういう人は、「夢はひとりでがんばってかなえるもの」というものさしを捨てたほうがいいでしょう。

もちろん、ひとりでかなえられる夢もあります。

しかし、夢が大きくなればなるほど、ひとりでかなえるのは難しく、周りの人たちの協力が必要になってくるものなのです。

私の場合、「売り上げが上がらなくて困っているネットショップの社長さんたちを、できるだけ多く救いたい！」という思いで起業しましたので、ひとりの力だけでは限界がありました。

だから、同じ志をもった社員を雇ったり、いろいろな角度からネットショップを支援をするために別会社をつくって仲間に任せたり、別の会社に出資したりしています。

知り合いの経営コンサルタントの中には、社員を雇わずに、自分ひとりで全国を飛び回っている人もいますが、本当にそれがしたいのか、私には疑問です。もしかしたら、そのやり方しか知らないからかもしれません。

大きな夢をかなえるには、どうしてもひとりでは限界がありますから。

したがって、もしあなたが大きな夢をかなえたいのなら、人の力を借りることを考えてください。そして、一緒に食事をするなどの方法で仲間を増やしましょう。

そうすれば、あなたの夢の実現は加速するはずです。

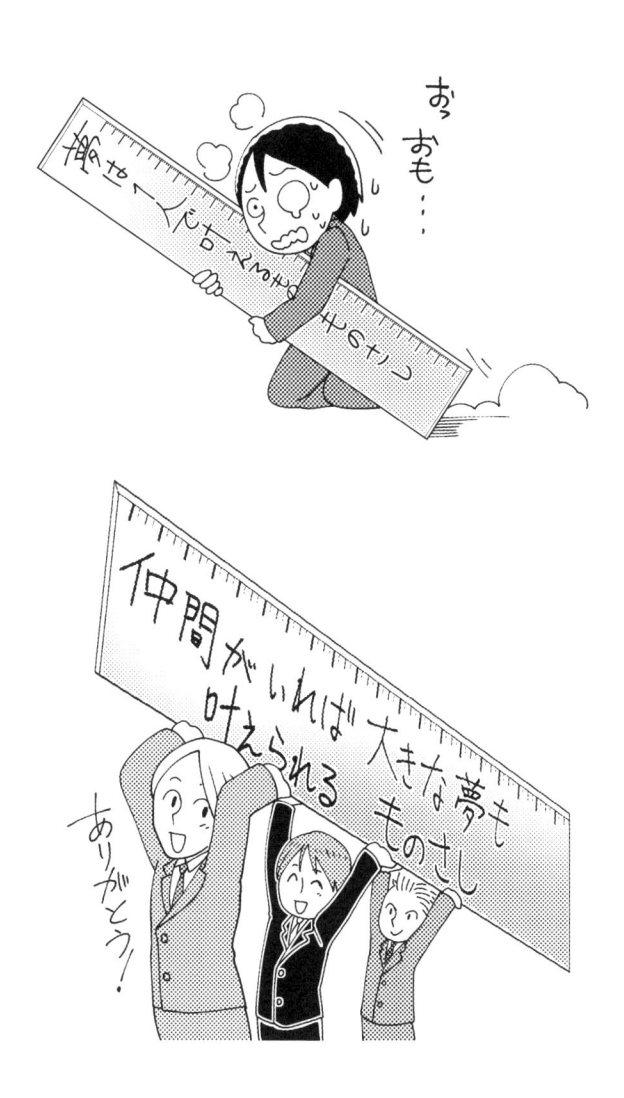

おっ
おも…

仲間がいれば大きな夢も叶えられるものさし
ありがとう！

⑥「夢はかなうもの」というものさしをもっている人しかかなわない

あなたは「夢はかなうもの」と思っていますか？　それとも、「夢はかなえるものではなく、見るもの」と思っていますか？

じつは、夢についてどう思っているかで、夢がかなうかかなわないかが決まるのです。

「夢はかなわないから夢なんだ」と言う人もいますが、こういう人の夢は一生かなわないといっても過言ではありません。

なぜなら、最初から「かなわない」と思っているからです。

逆に、「夢はかなうもの」とか「夢はかなえるもの」と思っている人は、かなう確率が高くなります。

ですので、夢をかなえたかったら、まずは「夢はかなうもの」というものさしをもつようにしましょう。

ただし、夢が大きくなればなるほど、ストレスに耐える力が必要になることも事実です。私自身もそうですし、私の周りの夢をかなえている社長さんたちも、若いころにかなりのストレスに耐え抜いてきた人たちばかりです。

私の場合は、中学高校時代の部活がすごく厳しくて、先輩たちの後輩イジメがひどかったのです。まさにあれは虐待でした。

でも、先輩もいつかはいなくなると思って、部活を辞めずに耐え抜きました。そのおかげで、ストレス耐性ができ、ストレスに強くなったのだと思います。

ほかの社長さんたちもだいたいそうで、若いころにストレスに耐えてきているから、大人になってから大きな壁にぶち当たっても、それを乗り越えられたのです。

自分は絶対にこうなる。
自分は夢をかなえられる――。

根拠なんてなくてもかまいません。

あなたがこのように思うなら、ぜひチャレンジしてみてください。

もちろん、夢の途中にはいくつもの壁があり、ストレスを感じることもあるでしょうが、「夢はかなうもの」と信じていれば、きっと乗り越えていけるはずです。

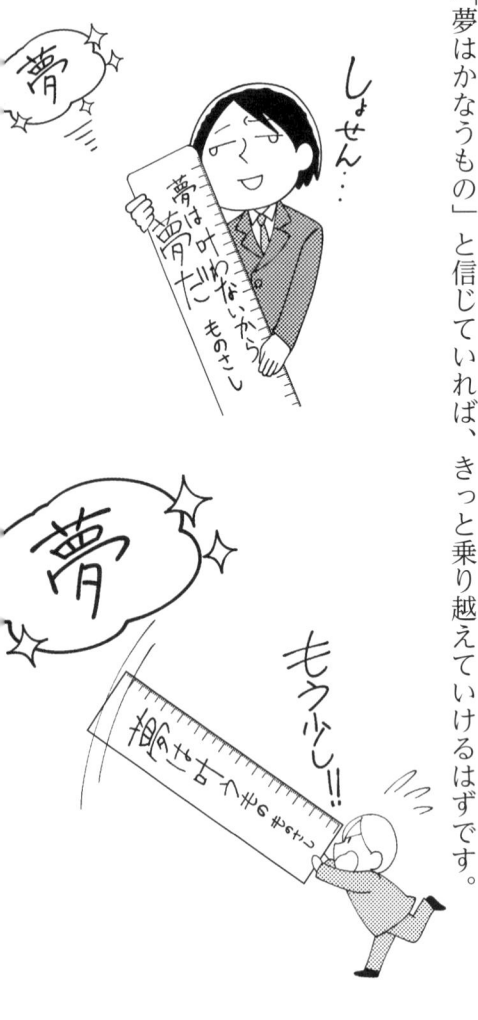

⑦ 彼氏のいる女性のほうが落としやすい？

恋愛の話です。

あなたはいま、彼氏や彼女がいますか？

いないという人にその理由を聞くと、多くの人が「なかなかいい人がいなくて……」と答えます。


じつは、私の知り合いがお見合いイベントを主催する会社にいるのですが、その先輩の話によると、イベントの司会者が「皆さんは今日、いい人を探しに来ましたか？」と聞くと、ほとんどの人が「はい」と答えるそうです。

つまり、みんないい人がいないと思っているから、いい人を探しに来ているわけです。


しかし、その司会者は続けてこう言うそうです。

「いい人を探してはいけません。合う人を探してください」と。

理由は、自分にとっていい人というのは上から目線なので、そう思っている時点で、いい出会いには恵まれないのだとか。それはそうですよね。上から目線の人を好きな人は少ないですから。

その点、自分と合う人というのは、対等な関係だから、いい出会いが期待できるということです。話が合う人、フィーリングが合う人、価値観が合う人を探しましょう。

彼氏彼女ができない人は、まずはそういう意識から改める必要があります。

ところで、あなたが好きな異性に彼氏彼女がいたら、あなたはどうしますか？

おそらく、その人は諦めて彼氏彼女のいないフリーの人を探す、という人が多いのではないでしょうか。

しかし、じつは彼氏彼女がいる人を狙ったほうが、成功する確率は高いのです。

なぜなら、競う相手は、現在の彼氏彼女ひとりだけだからです。

彼氏彼女がいない人には、多くの異性が言い寄ってきている可能性がありますので、その中で勝ち残るには、かなりがんばらないといけません。

しかも、敵の姿が見えないわけですから、どこまでやれば勝てるかが分からないので、戦い方も非常に難しくなるわけです。

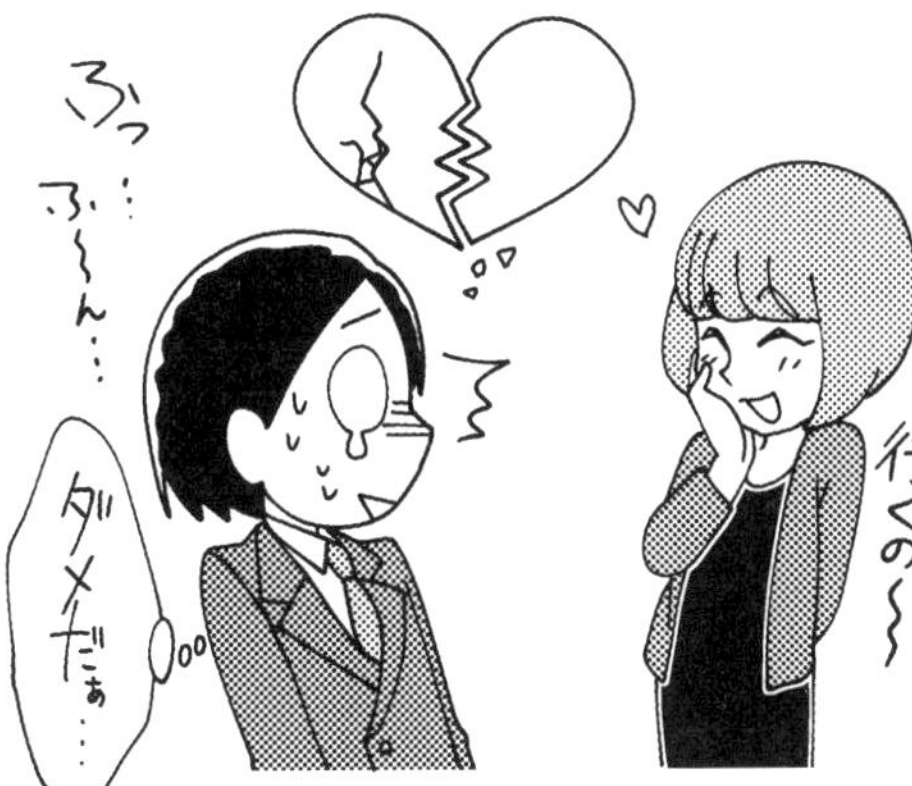
彼氏とドライブ行くの～
ふっ…ふ～ん…
ダメだぁ…

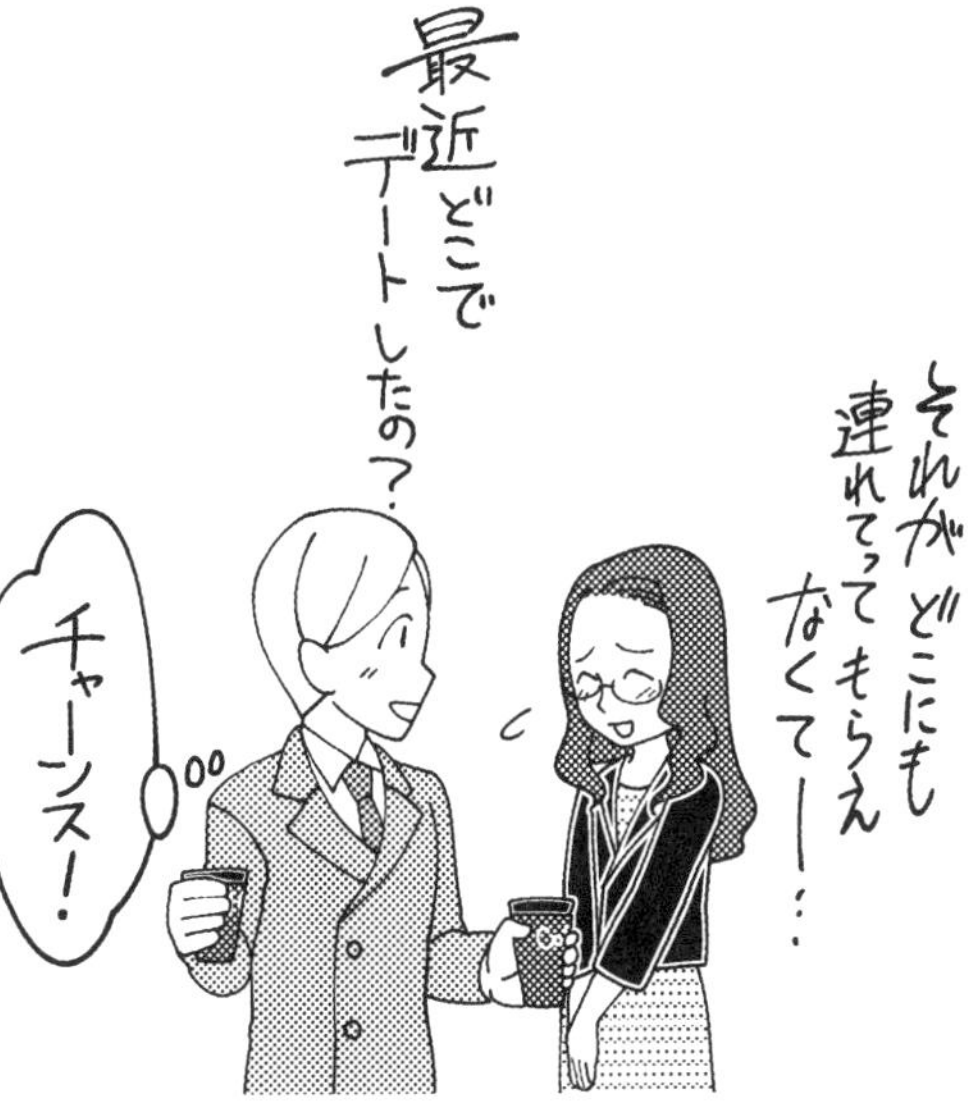
最近どこでデートしたの？
それがどこにも連れてってもらえなくてー…
チャーンス！

その点、彼氏彼女がいれば、その彼氏彼女ひとりに勝てばいいので、収入にしろ、優しさにしろ、その彼氏彼女を上回れば勝てる可能性が出てくるのです。

したがって、これまで「彼氏彼女がいるからダメだ」というものさしをもっていた人は、「彼氏彼女がいたほうが成功する可能性が高い」というものさしにもち替えてみてください。

そうすれば、好きな人を諦めなければいけないというストレスから解放されることでしょう。

⑧ 1回フラれたら終わり、ではない

あなたは1回告白してフラれたら終わりと思っていませんか？

じつは、多くの人がこの呪縛にとらわれています。

しかし、「1回告白してフラれたくらいで諦める必要はない」というのが私のものさしです。

なぜなら、世の中、1回ダメでも2回3回とチャレンジすれば、うまくいくこともあるからです。実際、私の知り合いに聞くと、何回か告白してフラれたけれど、最終的にはOKをもらって結婚したという人が意外と多かったりします。

相手にとっては迷惑な話かもしれませんが、本当に好きなら、何度でもチャレンジすればいいのです。

告白だけでなく、大学受験も、会社の入社試験やプレゼンも同じ。

本気で入りたければ、1回落ちたくらいで諦めることはありません。何度でも受け直せばいいのです。

「1回失敗したら終わり」というものさししかもっていないから、失敗を恐れてチャレンジしなくなったり、失敗したらすごく落ち込んだりするのです。

あなたも「人生は何度チャレンジしてもいい。1回の失敗で答えを出すのは早すぎる」というものさしにもち替えてみてはいかがでしょうか。

そうすればストレスも減りますし、チャンスも増えると思います。

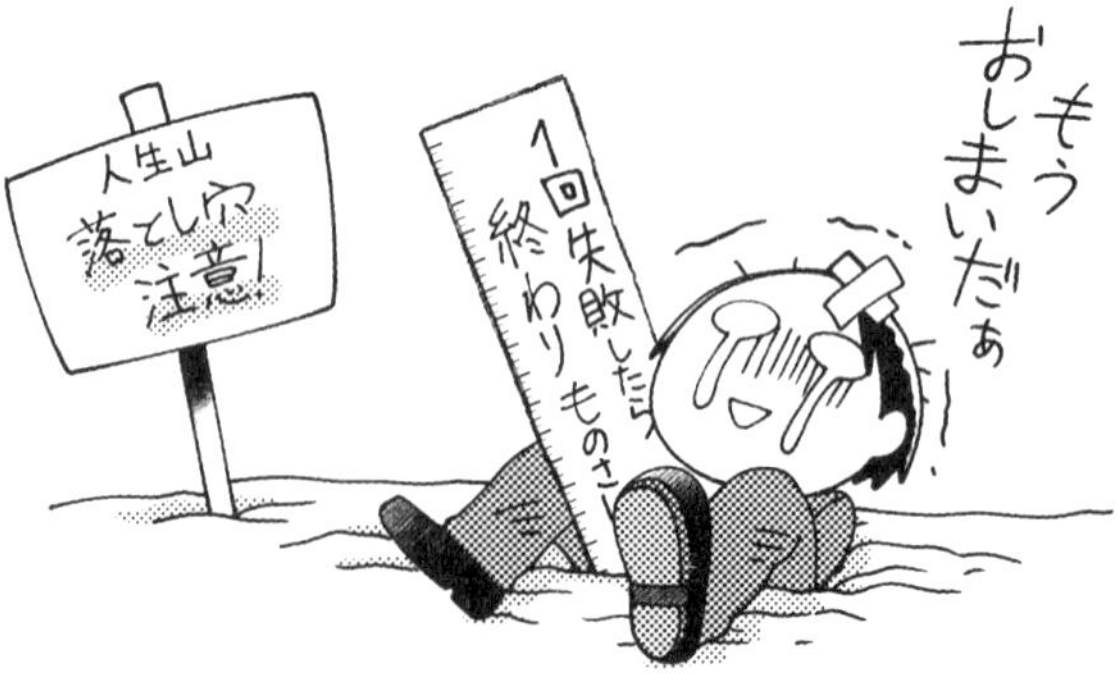
もうおしまいだぁ
人生山
落とし穴注意!
1回失敗したら終わりものさし

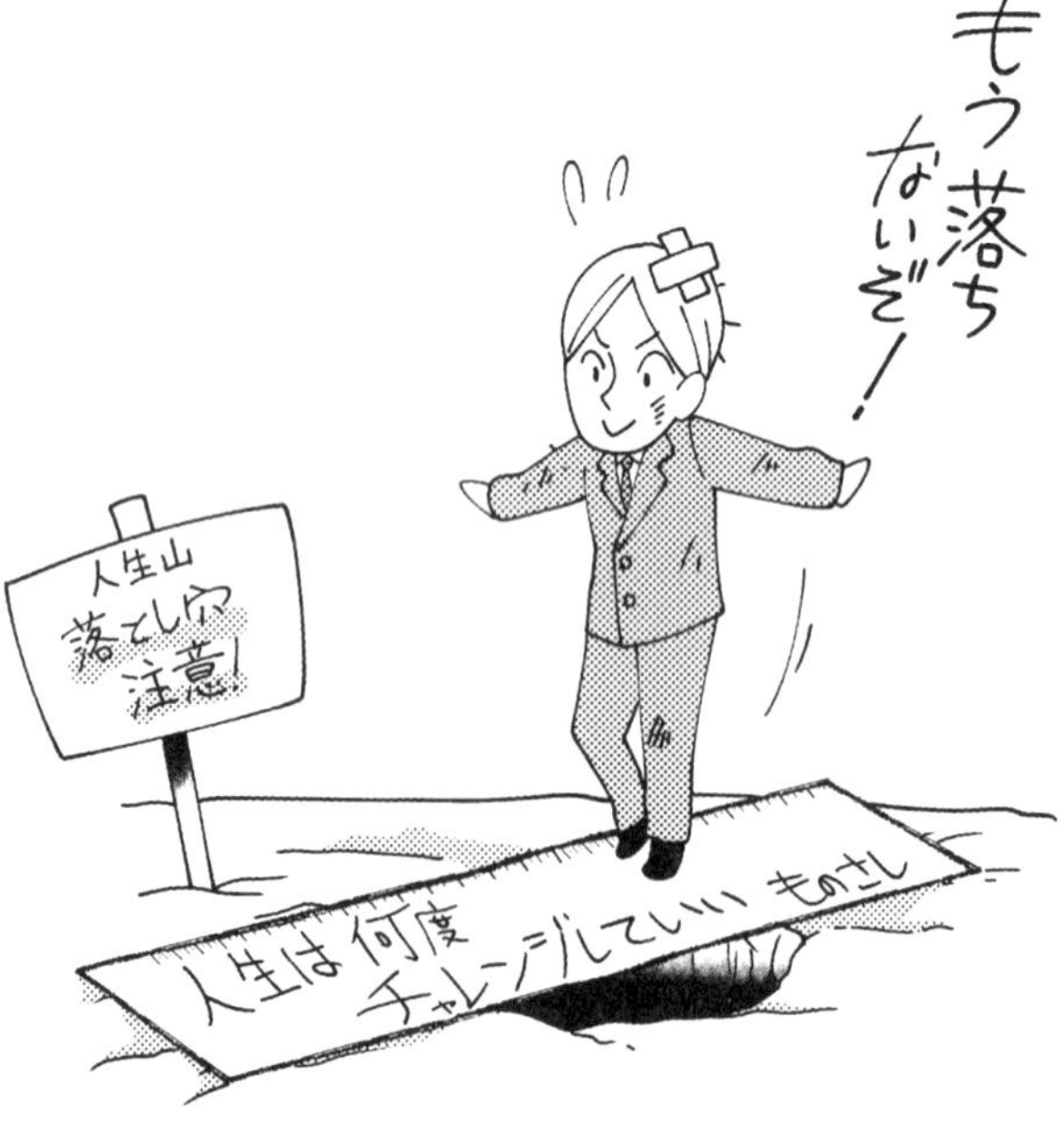
もう落ちないぞ!
人生山
落とし穴注意!
人生は何度チャレンジしていいものさし

⑨ 人生は、神様と仏様の二つ車輪で走っている

あなたの家には神棚と仏壇がありますか？

じつは、私の周りにいる成功者と呼ばれる社長さんたちが口を揃えて言うのが、「神様と仏様を大事にしなさい」ということです。

人は二つの車輪で走っていて、一つは神様で、もう一つは仏様。このどちらか一つが欠けても、うまく前には進めなくなるというのです。

神様というのは日本の場合は神道なので、神社にお参りに行くこと。仏様というのはご先祖様のことで、お墓参りに行くことです。

最近の日本人は、神社に行くのは正月の初詣くらいで、お墓参りにはほとんど行かないという人が増えているといいます。

あなたはどうですか？

じつは、私もこの話を聞くまでは、神社は年に1回、初詣で行くくらいで、お墓参りにはほとんど行かないという状況でした。

しかし、この話を聞いてから、会社に神棚を置いて、毎日水をかえて、1日と15日にはおはらいもするようにしました。

また、ご先祖様のお墓参りにも行くようにしたのです。

そうしたら、それまで会社の業績が上がらなくて悩んでいたのが、徐々に業績が上がり始めたのです。

昔はどこの家にも神棚と仏壇があり、毎朝、神棚と仏壇の前で手を合わせることから1日が始まっていたわけですが、いつのころからか、そういうことをしない家庭が増えてきました。

その結果、日本人は感謝の心を忘れてしまった……。

「売り上げが悪いのは商品を買ってくれないお客さんが悪いのではなく、お客さんに対

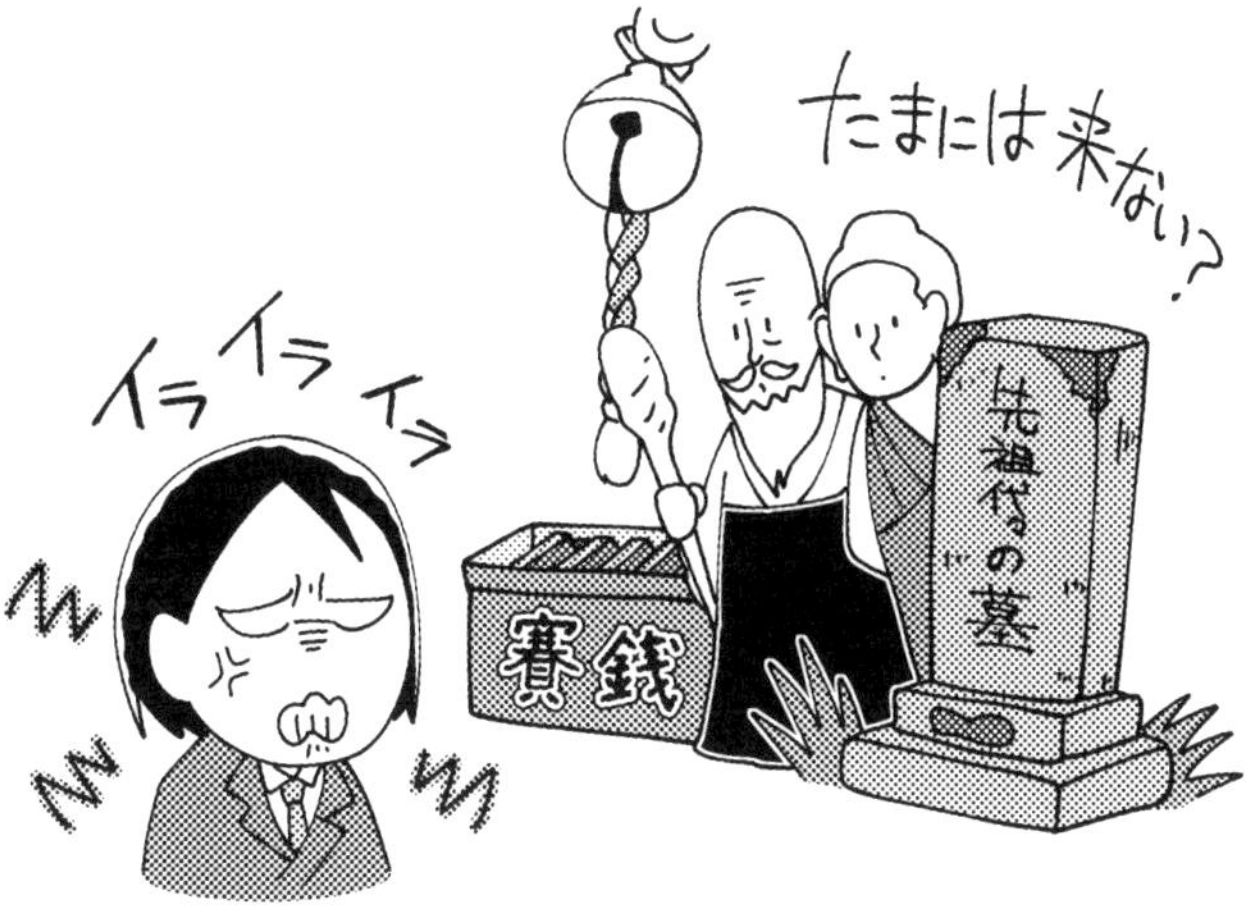
たまには来ない？
イラ イラ イラ
賽銭
先祖代々の墓

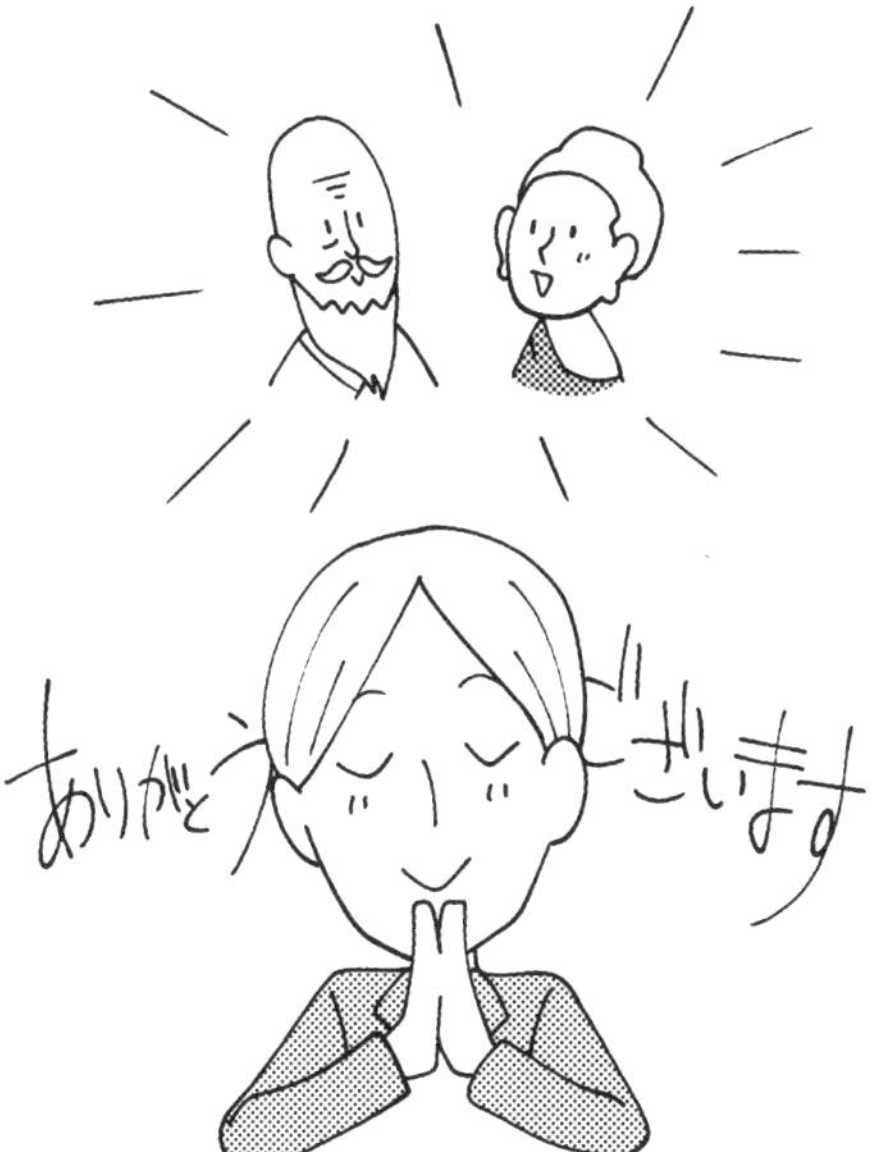
ありがとうございます

する自分の感謝の気持ちが足りないから」
「部下が言うことを聞かないのは部下が悪いからではなく、部下に対する自分の感謝の気持ちが足りないから」
「やることなすことうまくいかないのは世の中が悪いからではなく、自分の感謝の気持ちが足りないから」

このようなものさしをもつことができれば、たとえうまくいかなくてもイライラすることはなくなるはずです。

さらに、相手を変えるのではなく、「自分はどうすればいいのか？」ということを考えるようになりますので、人生もうまくいくようになるのです。

何事に対しても感謝の心をもっていれば、ストレスを感じることはなくなります。

そのためにも、神様と仏様に手を合わせることからはじめてみていただければと思います。

おわりに

さて、いかがだったでしょうか？

考え方一つ、ものの見方一つで、ストレスは簡単に減らすことができるということが、お分かりいただけたでしょうか？


本文中でも少し触れましたが、私は25歳のときにカナダで1年間生活をして、日本を外から見ました。そしていまも、中東のドバイでもビジネスをしている関係で、海外から日本を見る機会があります。

そんな中で思うのは、日本というのは本当に素晴らしい国だということです。

安全だし、何でも揃っているし、仕事もあるし、お酒も自由に飲めるし……。本当に日本人は恵まれていると思います。


ところが、多くの日本人がそのことに気付いていません。

いい面を見ようとしないで、悪い面ばかりを見ようとしている。

何でもやろうと思えばできる環境にあるのに、やれパワハラだ、セクハラだ、ブック企業だ、上司がむかつくだ、給料が安いだなどと、不平不満を言ってストレスをため込んでいるのです。

あえて誤解を恐れずに言わせてもらえば、そんなストレスは無駄。感じる必要のないストレスなのです。

そんなことで悩んでいるよりも、もっとやりたいことに思い切ってチャレンジしてほしいと思います。

「自分にできるかどうか不安だから」とか、「失敗するのが怖いから」とか、自分に言い訳をしている暇があったら、思い切って自分の夢に向かって第一歩を踏み出してみましょうよ。

やらずに後悔するよりも、やって後悔したほうがいい――。

あなたが第一歩を踏み出すきっかけに、本書がなることができたなら、著者としてこれに勝る喜びはありません。

あなたの幸せを心から願っています。

*

最後になりましたが、出版の機会を与えてくださった合同フォレスト株式会社の編集部のみなさま、出版のきっかけをつくってくださった天才工場のみなさま、このような内容に至るまでの気付きを与えてくださった先輩、後輩、お取引先のみなさまに、この場をお借りしてお礼申し上げます。

どうもありがとうございました。

また、いつもがんばってくれているスタッフのみんなと、いつも私を支えてくれている家族にも、感謝の気持ちを伝えたいと思います。

本当にありがとう！

そして最後に、本書を読んでくださったあなたの人生が素晴らしいものになることを祈りつつ、ペンを置きたいと思います。

2015年9月

清水将平

【著者プロフィール】

清水将平（しみず・しょうへい）

日本ＥＣサービス株式会社代表取締役
ＥＣマーケター

1975年、京都府生まれ。

関西大学商学部卒業後、三菱電機情報ネットワーク株式会社に入社するも、２カ月後には子会社のDTIに出向を命じられる。テクニカルサポートリーダーを務め、インターネット関連の専門誌４誌でのサポート満足度評価No.1を獲得する。

DTI退職後、１年間のカナダ生活と住友商事子会社を経て、楽天株式会社に入社。その手腕を発揮し、ECコンサルタントとして月商20万円だったショップをわずか２カ月で月商1000万円に成長させ、入社半年でMVPを獲得。その後も数々の部署を兼務し、多くの実績を残す。お客さまからは「広告を売らない担当ははじめて」と感謝される。

担当が600店舗を超えたころから、クレームの電話ばかりとなりうつ状態になる。ストレスフルで過酷な状況を通して、これまでの価値観が一変。ストレスを感じなくてすむ考え方を身につけはじめる。

フリービット株式会社では、DTIの買収に関与。かつて在籍していたコールセンターを４カ月で佐賀県唐津市に移管、セールスマネージャーに就任するなど貴重な経験をする。

2010年、「世界中の人々に感動を与え、ニッポンを元気にする！」という理念のもと、ECマーケターとして独立。2011年に日本ECサービス株式会社を設立。2014年には、ECマスターズクラブという会員制サービスを立ち上げ、受賞店舗を含む数百ショップをサポート。同年、ドバイにも会社を設立し、中小企業の海外進出支援にも力を入れている。

日本ＥＣサービス株式会社　http://www.ec-masters.co.jp/

出版プロデュース：株式会社天才工場 吉田浩
編集協力：堀内伸浩
イラスト：松野 実
組　　版：クリエイティブ・コンセプト
装　　幀：吉良久美

ストレスレスの授業《レッスン》

2015年10月20日　第1刷発行

著　　者　清水　将平
発 行 者　山中　洋二
発 行 所　合同フォレスト株式会社
郵便番号　101-0051
東京都千代田区神田神保町1-44
電話　03 (3291) 5200／FAX　03 (3294) 3509
振替　00180-9-65422
ホームページ　http://www.godo-shuppan.co.jp/forest
発 行 所　合同出版株式会社
郵便番号　101-0051
東京都千代田区神田神保町1-44
電話　03 (3294) 3506／FAX　03 (3294) 3509
印刷・製本　株式会社シナノ

■刊行図書リストを無料進呈いたします。
■落丁・乱丁の際はお取り換えいたします。
本書を無断で複写・転訳載することは、法律で認められている場合を除き、著作権および出版社の権利の侵害になりますので、その場合にはあらかじめ小社宛てに許諾を求めてください。
ISBN978-4-7726-6050-1　NDC159　188 × 130
©Shohei Shimizu, 2015